卒中云康复
——从人工智能到远程康复

主　编／屈　云
副主编／符　俏　蒋鸿杰　万春晓
　　　　董　梁　刘思佳　刘勇国

编委（按音序排序）

董　梁（汕尾理工学院/华南师范大学汕尾校区）　　　牟　进（自贡市第四人民医院）

都天慧（惠州市中大惠亚医院）　　　　　　　　　　屈　云（四川大学华西医院）

符　俏（海南省人民医院）　　　　　　　　　　　　万春晓（天津医科大学总医院）

蒋鸿杰（浙江大学医学院附属第二医院）　　　　　　王静静（四川大学华西医院）

李朝健（海南省人民医院）　　　　　　　　　　　　王婷婷（四川大学华西医院）

刘思佳（四川大学华西医院）　　　　　　　　　　　叶珍丽（四川大学华西医院）

刘勇国（电子科技大学）　　　　　　　　　　　　　赵科洪（四川大学华西医院）

马　睿（兰州大学第二医院）　　　　　　　　　　　赵紫岐（四川大学华西医院）

孟　琳（厦门弘爱康复医院）

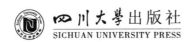

四川大学出版社
SICHUAN UNIVERSITY PRESS

项目策划：许　奕
责任编辑：许　奕
责任校对：谢　瑞
封面设计：墨创文化
责任印制：王　炜

图书在版编目（CIP）数据

卒中云康复：从人工智能到远程康复／屈云主编
．—成都：四川大学出版社，2021.4（2025.1重印）
（康复医学"从"系列）
ISBN 978-7-5690-2312-1

Ⅰ．①卒… Ⅱ．①屈… Ⅲ．①脑血管疾病－康复
Ⅳ．① R743.309

中国版本图书馆 CIP 数据核字（2021）第 046786 号

书名	卒中云康复——从人工智能到远程康复
主　　编	屈　云
出　　版	四川大学出版社
地　　址	成都市一环路南一段 24 号（610065）
发　　行	四川大学出版社
书　　号	ISBN 978-7-5690-2312-1
印前制作	四川胜翔数码印务设计有限公司
印　　刷	四川胜翔数码印务设计有限公司
成品尺寸	170mm×240mm
印　　张	10.5
字　　数	200 千字
版　　次	2021 年 4 月第 1 版
印　　次	2025 年 1 月第 2 次印刷
定　　价	69.00 元

✦ 读者邮购本书，请与本社发行科联系。
　电话：(028)85408408/(028)85401670/
　(028)86408023　邮政编码：610065
✦ 本社图书如有印装质量问题，请寄回出版社调换。
✦ 网址：http://press.scu.edu.cn

四川大学出版社
微信公众号

脑卒中是常见病、多发病，具有"高发病率、高死亡率、高致残率、高复发率"的"四高"特征。虽然现代脑医学不断进步，大幅度提高了脑卒中患者的临床治愈水平，但许多患者或轻或重地会残留运动、语言、认知等方面的致残性后遗症，影响其生活质量，给个人、家庭和社会带来沉重负担。给予这些患者及时、合理、有效的神经康复，帮助其改善脑卒中后的神经功能损伤状态，提高其生活质量非常重要和必要。

随着大数据及人工智能的不断发展，传统康复理念也在不断地更新。基于此，我们将大数据与人工智能这一前沿科技融入传统的脑卒中康复，承担并启动了"基于脑机接口的脑血管病主动康复技术研究及应用"这一国家重点研发计划项目，经过将近四年的创新研发，取得了一系列丰硕的成果。其中，由四川大学华西医院康复科屈云教授负责的课题"脑血管病运动与认知康复体系管理"在脑卒中康复的大数据管理及云康复方面做出了诸多重要贡献。

今喜闻屈云教授及其团队与国内诸多知名

康复中心、神经康复大家合作完成《卒中云康复——从人工智能到远程康复》这一著作,倍感欢欣。这是一项将康复医学与现代人工智能有机融合的成果,兼具传统神经康复理念与现代智慧医疗的优势,突出了云康复在脑卒中诊治中的实用性与先进性,也是我们这一国家重点研发计划项目的重要成果。作为现有为数不多的智能康复类书籍之一,该著作在总结经验的同时,必然有助于推动我国智能化主动康复技术的不断创新与成熟。

最后,非常感谢本书所有编著者的辛勤付出。我也将此书推荐给大家,希望此书能帮助大家更好地了解云康复这一前沿理念,并有助于提升脑卒中患者的神经功能康复水平,推动我国神经康复的进一步发展。

中华医学会神经外科分会常委兼脑血管学组组长

浙江大学脑医学研究所所长

浙江大学医学院附属第二医院神经外科主任

张建民

2021 年 2 月

前言

　　2008 年 5 月 12 日，四川省阿坝州汶川县发生里氏 8.0 级大地震，造成大量人员死亡、受伤、失踪。2013 年 4 月 20 日，四川省雅安市芦山县发生里氏 7.0 级地震，同样造成大量人员死亡、受伤、失踪。笔者作为地震伤员医疗专家组成员兼直升机空降地震伤员救援队队长、灾后重建医疗队队长，多次带队奔赴灾区，在地震灾区长期开展灾后伤员的救治及医疗重建工作。在地震灾区救治过程中，笔者发现患者伤情复杂、人难治，条件艰苦、路难行。一个沟壑、一个峰脊，往往就是数个小时或数十个小时的行程。参与救治的医务人员往往感叹：救治 10 分钟，路行数十里。大部分野外医疗救治时间是花在路途上，多希望能有远程医疗干预手段。

　　实际需求就是科研动力。笔者从 2008 年 5 月到 2009 年 2 月，在参加震后伤员康复督导、卫生下乡和基层全科医师康复培训班等活动中，对四川省广元市、雅安市、德阳市、绵阳市、都江堰市、自贡市、南充市等地参加康复医学学习的乡、镇卫生院医务人员进行了远程康复需求相关的问卷调查。2009 年我们课题组正式立项"远程康复""人工智能医疗",完成可行性分析及门诊患者和住院患者的远程康复需求调查。2012 年完成康复操作数字化研究伦理审查并外签合同研究远程康复设备。2013 年完成远程运动康复设备定型研发。2014 年完成远程康复设备的鲁棒性、安全性、便利性研究。2015 年完成远程康复设备的有效性研究。2016 年远程康复设备获得相关证书并上市销售。2017 年获得国家重点研发计划课题"脑血管疾病运动与认知康复体系管理"(2017YFC1308504)专项经费资助并进行全国推广。2019 年确定云康复理念及全面总结。

人工智能、脑机接口、大数据、远程通信和智慧医学等与康复医学的结合,让传统的医疗手段焕发出勃勃生机。多学科的合作是人们的现实需求,也是学科的发展方向。同时,新技术的发展也一定会让路途沟壑不再是阻碍医疗救治的空间障碍。本书从实用性和先进性出发,较全面地介绍了课题组云康复的基本理论和应用方面的内容。

屈 云

2021 年 1 月

目　录

第一章 云康复概述

一、云康复的背景及目标

脑卒中（中风）是危及人类生命的重大疾病，具有发病率高、病死率高、致残率高、复发率高的特点。脑卒中患者常会出现不同程度的运动、认知、言语、吞咽等方面的功能障碍，严重影响患者的日常生活活动能力和生活质量。脑卒中治疗费用昂贵，给家庭及社会造成了巨大的经济负担。康复干预是降低脑卒中致残率、提高生活质量的有效方法之一。由于脑卒中患者人数不断增加，专业康复医师及治疗师相对较少，病房资源紧张，患者住院时间短，难以达到全部康复的目的。然而患者在院外受医院距离遥远、交通不便、治疗费用昂贵、医患沟通不便等限制，无法得到充分的康复治疗，其治疗效果不佳。如果患者出院后能接受精确专业的康复指导，那么其功能恢复与在院内相比无明显差异，且费用更低。如何满足患者的康复需求并转化为康复效果是目前亟待解决的问题。

近年来，随着计算机、互联网和无线通信等技术的发展，云康复技术应运而生。云康复在既往传统康复的基础上结合了大数据及云计算技术，能够提供基于云平台的综合康复服务。现在的云康复往往包含人工智能因素，如数据的自动处理、核心算法的研发等，云康复可以为有康复需求而住处偏远的患者提供便利，缓解当前康复资源短缺及分布不均的问题。国内外已有多项研究证实了其有效性，但目前还存在概念模糊及认识不足的问题。

本章通过介绍可替代或辅助常规康复训练的新技术，分析云康复在脑卒中患者康复评定和治疗中的应用情况，总结新时期国内脑卒中患者云康复的现状，进一步探索适合中国国情的脑卒中患者的康复管理模式，旨在为更多的脑卒中患者的长期康复提供基础。

二、云康复的定义

既往的远程康复是通过互联网技术和双向互动通信技术远距离传送康复服务的一种干预方式，需要康复专业人员实时利用电话、E－mail、在线视频、网络留言、录像传送、虚拟现实等多种渠道及其他高科技通信手段与偏远地区或非可视区域的患者或医务人员建立联系，指导患者在家中和社区医疗机构等其他医疗场所接受康复干预。其标志性公式是"互联网＋康复"。这是远程医疗"互联网＋医疗"模式的内容，是以医务人员为主导的即时通信指导。

云康复是"人工智能＋互联网＋康复"，即基于人工智能的远程康复体系，通过包含有智能算法和基本数据库的远程康复设备，在医务人员的辅助下完成远程康复治疗。与既往的远程康复模式不同，云康复是一种以智能化远程设备为主导、医务工作者灵活参与的新模式。云康复是云医疗"人工智能＋互联网＋医疗"新模式的重要节点，其包括既往患者治疗数据（大数据）、康复医学技术提炼（协定处方）和人工智能的成熟运用（深度神经网络），融合了互联网、大数据、云计算等技术，集多种服务于一体。利用互联网对各类康复数据进行整合、统计及共享，可实现医院、社区和家庭互通互联，改善传统康复服务模式，提高康复服务效率。利用大数据对各类康复数据进行挖掘分析，可在康复需求的评估、康复服务的决策、康复资源的管理、康复过程的监控等方面发挥重要作用。云计算则将资源虚拟化，统一存储于互联网的"云端"，从而建成大型数字化康复云资源库，突破时空限制，实现资源共享。云康复更强调模块化、循证证据和数据库的充分利用，能最大限度地减少由个体导致的失误性操作。同时，随着以云计算为主的"云智慧"智能化程度的逐步提高，医务工作者可从既往参与的重复性工作中解放出来，更多地关注创造性工作。

云康复设备的硬件包括两个终端（患者＋医生）、传感器、云服务器（数据库＋云计算）。终端仅由一台电脑或手机、互联网、摄像头和交互设备就可以为患者提供治疗，具有实时性、交互性和灵活性等优点。云康复有一套完整的智能评估与治疗的康复程序，能够根据患者的需要，在线评估并推送康复指导建议，实时监督患者的康复过程，记录患者的康复数据，搭建患者、家属与康复医师之间的沟通、反馈、随访平台。因为康复治疗是一个长周期过程，云康复是开展社区康复和家庭远程康复的最佳模式，能够降低康复治疗成本，节约医疗资源，并提高康复治疗质量，协助患者恢复基本功能并重返正常生活，具有重要的经济和社会价值。同时，灵活的在线指导方式可以充分利用医护工作者的时间，大大提高其工作效率，也有利于医护工作者对实际康复过程中的治疗质量进行管理，为传统康复服务模式的改善提供了新思路。

（王婷婷）

三、云康复社区服务需求

汶川大地震半年后，多数四川省内的震后伤员已经离开了专门建立的省市两级地震伤员康复医疗点，进入社区医疗服务网络。四川省内社区医疗服务网中，康复服务网络是否能够为相关伤员的后续康复提供条件，关系到他们今后回归社会的生活质量。为此，我们针对基层（乡、镇卫生院）医务人员对云康复的需求做了相关调查。

我们通过小组讨论和专家咨询拟定问卷条目，再通过专家咨询和预调查修订问卷，最终确定了个人一般情况调查、从事临床工作专业调查，同时将康复认识、影响康复因素、基层康复需求、学习康复途径等 4 个方面作为调查项目。采取封闭式问卷调查设计，在每次康复专题讲座前发放问卷。进行现场指导，告知被调查者填写问卷的目的和方法。现场指导填表，被调查者自愿上交所填表格。

2008 年 5 月至 2009 年 2 月，在参加震后伤员康复督导、卫生下乡和基层医师康复培训班等活动时，我们对四川广元、雅安、德阳、绵阳、都江堰、自贡、南充等地参加康复医学学习班的乡、镇卫生院医务人员进行了相关的问卷调查。

共发放调查问卷 274 份，回收 274 份，回收率 100%。其中男性 183 人，女性 91 人。年龄 22～58 岁。我们发现参与调查人群中，所有单位均没有治疗师和专科康复医师。同时，虽然自认为对现代康复医学非常了解和一般了解者约占总被调查者的 81.39%（4 人和 219 人），不了解者约占 18.61%（51 人），但是在对康复医学基本概念的调查中，我们发现认为现代康复医学包括物理治疗（PT）和作业治疗（OT）的仅仅占 43%，认为主要是针灸和按摩的占 36.17%，认为是疾病治疗后回家休息的占 18.5%，知道假肢和言语治疗属于康复医学的占 11.8%。将被调查者按年龄分组，发现年龄越小，自认为对康复医学越了解的占比越大，但是 40 岁以上和 40 岁及以下被调查者对康复医学的基本概念认知无明显差异。这说明康复医学知识的缺乏是普遍现象，更不要说能提供一定水平的康复服务了。

对是否需要现代康复治疗技术的调查显示，很认可康复医学服务，同意基层非常需要康复服务者有 225 人，占比超过 82%；认为基层对康复服务有一般需要的占 17.9%（49 人）。故所有参与调查的基础医务工作者均认为康复服务在基层有需求。

针对最希望通过哪些方式学习现代康复医学知识的调查显示，其希望学习途径按照比例分别为在职培训 133 人（约 48.5%）、书本杂志 111 人（约 40.5%）、学校传授 28 人（约 10.2%）、其他 2 人（约 0.7%）。

技术和资源是制约社区康复医学发展的主要因素。本次调查显示，目前基层医疗服务体系中极度缺乏康复专科治疗师和康复医学科医师，究其原因，是我国现代康复医学教育规模太小，还不能满足日益增长的康复需求。同时，基层医务人员学习途径受限、学习时间不足、学习经费匮乏等因素，也限制了康复知识的推广。

建立云康复医学网络系统迫在眉睫。在基层医疗机构推广现代康复医学服务，提供基于人工智能的康复医学云服务不但是基层医务人员的需求，也是真正落实预防残疾、残疾人康复、医疗和保健等卫生服务的必然要求。社区医疗对康复的需求是康复医学普及的基石。调查发现，在社区卫生服务中开展康复治疗为所有参与调查的医务人员所重视，绝大部分被调查者都愿意转诊患者参与康复治疗。随着人民群众康复需求的大量释放，急需建立云康复医学网络系统，促进国家医疗体系的完善。

现代康复医学在我国的发展是一个渐进的过程。在社区医疗中康复医疗具有其他医疗手段不可替代的重要作用。要让更多的病、伤、残患者能够享受康复医疗服务，并获得群众的认可，要求康复系统，特别是云康复系统更加完善。

（屈　云）

四、云康复临床需求

（一）康复医学发展现状

康复医学（Rehabilitation Medicine）与保健医学、预防医学、临床医学并列，是基于现代医学新模式和健康新概念发展起来的一门新兴医学应用学科。康复医学科是卫生部规定的 12 个临床一级学科之一。它是在康复医学理论指导下，应用康复评定和物理治疗、作业治疗、传统康复治疗、语言治疗、心理治疗、康复工程等康复医学的诊断和治疗技术，与相关临床科室密切协作，着重为病伤急性期、亚急性期、恢复期的有关躯体、内脏器官、脑高级功能和心理功能障碍的患者以及重症、复杂和疑难的残疾患者，提供全面和系统的康复医学专业诊疗服务，并作为区域性康复医学资源中心为所在社区卫生服务网络提供康复医学技术咨询、培训，为所在区域功能残障患者提供康复治疗技术指导的科室。康复医学科的服务宗旨是预防和改善各种疾病、损伤、畸形等导致的影响患者生活能力和生活质量的功能障碍。其主要范畴包括神经损伤及疾病康复（脑血管疾病、脑损伤、脊髓损伤、外周神经损伤、神经系统变性疾病、神经系统脱髓鞘疾病等）、骨与关节伤病康复（骨关节伤病围术期、骨性关节炎、脊柱伤病、骨折、截肢、软组织损伤、运动性损伤、先天畸形等）、内脏疾病康复（冠心病、高血压、心功能不全、阻塞性肺疾病、糖尿病等）、老年康复（帕金森病、骨质疏松症、老年痴呆等）、儿童疾病康复（脑性瘫痪、智力发育迟滞、孤独症等）、疼痛处理等。二级以上综合医院应设置 1996 年卫生部发布的《综合医院康复医学科管理规范》（卫医发〔1996〕第 13 号）（以下简称《规范》）规定的康复医学科，并开展《规范》要求的康复医学诊疗工作。一般情况下，综合医院康复医学科以开展神经疾病康复、骨与关节伤病康复为主，内脏疾病在相应的内科治疗。

康复医学始于战争，发展于灾难。我国现代康复医学事业自 1982 年发轫并取得长足发展。2008 年 5 月 12 日，中国四川省汶川县发生里氏 8.0 级大地震。汶川大地震后，数以万计的幸存者遗留永久性残疾（如截瘫），需要长期康复医疗服务，幸存者在震后还会出现许多新的健康问题（如高血压、抑郁症、心脑血管疾病等），需要进行康复治疗，这催生了巨大的康复需求，康复医学科也越来越受到公众的重视，地位凸显。这场灾难使国家和社会认识到，康复医学科对于患者治疗后的功能恢复起到重要作用，康复训练的质量直接关系到患者恢复度。

随着我国社会经济发展和医学科学进步，医学模式、疾病谱和健康观念发生转变，治疗要求不再局限于延长生命，而更重视功能恢复、社会参与能力恢复及生存质量提高，加上对残疾的认识不断深入，社会和患者不断提高对康复医学的期望。康复医学的重要性日益凸显，成为衡量国家精神文明和物质文明发展水平的一个标志。与之同时，我国 60 岁以上老年人口占到人口总数的 10%，还有8300 万残疾人和 2.7 亿慢性病患者，康复需求巨大。

社会关注度急剧提升以及巨大的康复需求成为中国康复医学发展的推动力，国家对康复医学的发展日益重视。近年来，中央政府的政策也落到了实处，加大了对康复医学领域的投入。2010 年偏瘫治疗等 9 项康复医疗服务项目纳入城镇职工、城镇居民医疗保险和新型农村合作医疗保险。2012 年卫生部相继出台了《综合医院康复医学科建设与管理指南》《康复医院基本标准》《"十二五"时期康复医疗工作指导意见》，尤其是《中共中央国务院关于深化医药卫生体制改革的意见》提出注重"预防、治疗、康复"三者的结合，落实将康复医疗项目纳入基本医疗保险体系的一系列措施，极大地规范和促进了康复医学的建设和发展。

（二）康复限制因素

虽然康复医学在我国已经取得了一些成果，但是相比于发达国家仍存在不小的差距。限制康复医学在我国发展进步的因素有很多，可以从国家层面、社会层面和个人层面来进行分析阐述。

1. 国家层面

在国家层面考虑，康复治疗项目大部分未纳入医保成为康复医学发展的最大限制因素。我国虽然已经在康复医学的发展上推行了很多政策，部分地区、部分项目纳入基本医保支付，但这仍然不够。患者在门诊或住院的康复治疗，仍有大部分项目还未被纳入医保。这带来的负面影响是多层面的。从患者的角度分析，不被纳入医保的康复治疗项目可能会因为昂贵的治疗费用而被患者放弃，患者极有可能因为没有接受全部的康复治疗计划而无法实现最佳预后。从医院的层面分析，康复治疗项目不纳入基本医保，医院会认为康复医学科是无利可图的，就不愿加大对康复医学科的投入和建设。最终造成患者想进行康复治疗又没有能力支付费用而放弃治疗，医院想投入又害怕没有患者而不敢投入，以致我国各个医院的康复医学科建设不成规模，限制了康复医学科的发展，不适应我国康复医学发展的需求。

2. 社会层面

（1）康复单位建设不足。现代康复医学在市、县级医院得不到重视，导致我国的下级医院、社区医院以及私立正规的康复中心的数量是极少的。康复医院的数量在 2017 年有 552 家，其中，城市 378 家，农村 174 家；按照性质划分，公立 152 家，其中国有 132 家，集体 23 家。相对于国内巨大的康复需求来说，这个数量是不够的。患者常为了寻求康复治疗而前往拥挤的上级医院，奔波求医对于失能及功能障碍者也是一种负担。门诊及住院的康复患者过多，也为上级医院的康复医师、治疗师、康复护士带来了巨大的工作负担。如果我们拥有足够多的社区康复中心，那么许多轻症门诊患者以及许多住院或术后处于后期康复阶段的患者完全可以通过社区或家庭康复解决功能问题。康复医学科患者大多治疗周期长，而下级医院及社区对康复单位的建设直接关系到患者复康训练的连续性，并影响患者的康复疗效，进而直接影响康复医学的发展。

（2）康复场地与设备不足。康复患者需要足够的场地进行运动训练，安静的环境进行认知训练、语言训练等，对环境有一定的要求。除此之外，现代康复技术的许多环节也需要康复设备的支撑。康复医学有许多评估与治疗设备，如步态分析设备、CPX 设备（心肺运动试验设备）、平衡大师等评估设备，以及多种物理因子设备、站立床等治疗设备，均为患者带来了更准确的评估与更有效的治疗。但许多康复单位尤其是下级康复机构没有足够的场地与床位，缺乏专业的康复评估与治疗设备，导致患者的评估不准确、治疗效果不佳。

（3）康复人员数量不足及质量不佳。最新调查显示，我国残疾人的数量已达8500 多万，需要康复治疗介入的人数更是多达 6800 万。由于我国的人口老龄化趋势，在 2015 年，具有康复需求的老年人已达到 4063 万人。但目前我国康复医师与基本人群的比例约为 0.4：10 万，而发达国家该数据则达到 5：10 万，两者相差巨大。如果按照国家卫生健康委员会要求，我国二、三级医院共需要康复医师 5.8 万人、治疗师 11.6 万人，需要社区综合康复人员 90.2 万人，远远超过现有康复人员数量，存在巨大的人才缺口。而在我国，开设康复治疗学的本科院校不到 100 所，每年的毕业生（含康复医师及治疗师）仅有 1 万名左右，每年为社会输送的康复治疗人才远远不能满足社会的需求，硕博学历人才更是稀缺，甚至有许多康复从业人员没有学过相关课程。康复从业人员的数量和质量与患者的治疗效果息息相关，与康复医学未来的发展相辅相成。我国康复教育体系仍需不断完善。

（4）地区间发展不平衡。目前康复医学的发展呈现明显的地区间不平衡。沿海地区、一线城市以及打开了康复新局面的西南地区的康复医学发展形势较好，发展较快，并呈持续上升趋势。而东北地区、西北地区以及中小城市及区县的康复医学形势不明朗，发展较慢，一直没有找到发展突破口以及发展机遇。区县以及中小城市具有更多的康复需求，需要更多的康复资源。需求与资源的不适配会导致康复医学不能得到部分患者的认同，使其发展受阻。

3. 个人层面

从个人层面考虑，患者、其他科室的医生对康复医学的认知与误解也在一定程度上影响了康复医学的发展。很多患者及其他科室的医生仍存在"康复＝推拿＋针灸"的陈旧认识，不清楚现代康复医学已经可以解决患者在运动、认知、心肺、言语等多个方面上的功能障碍，能够大大提升患者的生活质量。应该寻求正确康复介入的患者没有找到康复医学科，反而去不正规的"推拿馆"或其他科室寻求帮助。可以与康复医学科合作的其他科室，也没有与康复医学科共同会诊，多学科相结合来处理病患，使患者得到更好的治疗效果。相信消除人们对于康复医学的误解后可以打破康复医学发展的桎梏，创造崭新的发展天地。

那么，怎么消除目前康复医学的限制因素呢？伴随互联网与人工智能的快速发展，云康复应运而生。云康复就是我国在康复医学发展这一问题上上交的最好答卷。云康复将用其远程化、云平台与大数据消除绝大部分在社会层面上限制康复医学发展的因素，如康复单位建设不足、康复人员数量不足及质量不佳、地区间发展不平衡等，为患者带去福音。

（三）康复问卷调查结果

云康复目前还未广泛应用于临床，那么康复从业人员对目前的云康复设备的使用满意度如何呢？他们对云康复的认识又如何呢？他们认为云康复未来适合怎样的发展模式呢？带着这些问题，以国家科技部重大专项课题——基于脑机接口的脑血管病主动康复技术研究及应用为背景制定调查问卷，多中心调查了60余省、市属的135家医疗单位及公司的康复从业人员，其中三级甲等医院47家，三级乙等医院14家，二级医院26家，一级医院19家，社区及未评级的单位29家；公立单位89家，私营单位46家，公私兼顾。共收取有效调查问卷140人次，参与人员包括各级单位的康复医师、治疗师、康复护士。

1. 康复从业人员对云康复的认识

为探究康复从业人员对云康复的优势、必要性、影响等的认识，我们设计了以下问题进行调查。

以8个问题探究云康复的优势。参与人员认为与传统康复治疗相比云康复适合居家的有95.45%，便利性更优的有84.85%，更节省人力的有78.78%，更能帮助患者学习康复知识的有74.24%，治疗疗效更优的有65.16%，省时性更优的有56.06%，治疗安全性更优的有54.54%。但是只有16.67%的参与人员认为云康复的治疗费用大大低于传统康复，24.24%认为略低于传统康复，25.76%认为与传统康复相同。由此可见，康复从业人员对于云康复的居家性、便利性、省人力、帮助患者学习康复知识及治疗疗效给予了肯定，但是对于云康复是否具备省时性、治疗安全性以及省费用性存在异议。原因可能在于：与传统康复相比，患者对云康复不甚熟悉，在操作上还不够熟练，所以对于患者而言，并没有感受到云康复省时性这一优点。由于患者情况各有不同，云康复的大数据平台还未累积足够多的数据，其自动化程度不足，需要治疗师手动选择或导入治疗处方，所以对于医务人员来讲，其省时性也没有较好地体现。对于云康复的安全性这一优势的异议，医务人员的担忧主要是，云康复未来的大趋势是用于患者居家或在社区使用，患者居家或社区云康复是没有专业人员在身边保障患者的安全的，以目前云康复的设计来看，它欠缺能够保障患者安全的软件、硬件及随访策略。那么，如何保证患者在远程康复中的安全？

软件上：①在患者使用云康复前，医务人员应对患者进行安全评估，如患者经评估独自操作系统的安全性差，应考虑陪同治疗或放弃云康复。②对患者及家属进行全面的操作和应急宣教，发放相关文本或视频操作应急手册，对于老年或认知状态不佳的患者，有必要的情况下应考虑先院内指导数次，确认无误后再让患者居家治疗。③在患者使用云康复的过程中增加安全提示。

硬件上：①在云康复使用过程中通过蓝牙对患者进行生命体征实时监测（心率、血压、血氧饱和度），若数据异常，及时反馈给治疗师，治疗师可远程控制停止治疗并及时联系患者了解详细情况。②在设备上增加摄像头，患者可在评估及治疗阶段自愿打开摄像头，方便治疗师实时进行视频监测。

在随访方面：医务人员应定期家庭到访或电话随访，接收患者对云康复使用的反馈信息，了解是否有不良事件发生。

还有近一半康复从业人员不认同云康复的省费用性，主要原因可能是云康复目前还未进行市场定价，而未来云康复引进定价与系统使用定价均应与患者所处的当地经济相关，体现省费用性优势。

为了探究云康复在解决患者的认知功能障碍与运动功能障碍上是否兼具必要性，针对云康复的认知系统及运动系统我们均设计了 3 个问题。结果显示，康复从业人员认为认知系统能使患者更好地融入社会的有 96.97％，认为其是患者急需的治疗措施的有 80.3％，认为其是临床确切需要的有 83.33％。相同的问题，康复从业人员认为运动系统能使患者更好地融入社会的有 92.42％，认为其是患者急需的治疗措施的有 69.7％，认为其是临床确切需要的有 80.3％。这个结果显示了绝大部分的康复从业人员对云康复的认知系统及运动系统的必要性均给予了肯定。这为后续认知系统及运动系统甚至针对其他功能障碍的云康复系统的应用与推广带来了动力与信心。

为了探究云康复可以为现今的康复模式带来哪些改变，我们在第二次及第三次调查问卷中设置了 5 个问题。绝大多数参与人员（92.86％）认为远程医疗会改变未来的康复模式,认为远程医疗会改变未来医生诊疗模式的有 86.43%,认为其会改变患者就诊模式的有 87.14%,认为其会改变医院运营模式的有 83.57%,认为其会改变家属照顾患者方式的有 83.57%。由此可见,大多数的康复从业人员认为云康复会为现今的康复模式带来方方面面的改变。今后云康复将成为患者诊治过程中的第一步与最后一步,而且参与其中的每一步。但我们必须意识到,这种改变为康复带来的影响不一定仅仅只有正向的。改变即是挑战,康复医学也需要面对这种巨大改变对患者及家庭、医务人员及医院、社会和国家可能带来的一些问题。对于患者及家庭而言,信息安全与隐私制度不健全、对临床质量的担忧、报销的不确定性都是他们关心与担忧的因素。对于医务人员及医院而言,科室的收入、病例资料的不完整或丢失、标准不规范、责任不明确都是他们担忧的内容。对于社会和国家而言,纳入医保、全国信息互联互通、运行维护长效机制都是未来的挑战。相信在国家及社会各界的努力下,康复医学一定会战胜挑战,迎来新纪元。

2. 康复从业人员对云康复的使用满意度

在课题组单位及成员使用本卒中云康复期间,为更全面及时地接收参与成员的反馈信息,以利于云康复在系统及设备上进行后续改进,我们设计了大量关于硬件及软件使用满意度的问题。

3. 云康复的认知系统及运动系统的医务人员及患者满意度

本课题针对卒中后运动功能障碍及认知功能障碍患者使用云康复的认知系统及运动系统。目前两套系统都在平板电脑上使用。运动系统拥有穿戴式传感器,患者穿戴在身上就可以完成一系列的评估及治疗。而认知功能障碍患者通过平板电脑就可以完成所有的评估与治疗。下面是康复从业人员对两套系统的硬件及软件的满意度情况。云康复运动系统硬件的满意度在 75% 以上,软件的满意度在 85% 以上;云康复认知系统软件的满意度在 90% 以上。

我们通过调查发现,大部分的医务人员对云康复的认知系统及运动系统的临床意义给予了肯定,认为其设备中的评定动作设计均可以指导医生的临床决策,治疗动作设计可以满足临床治疗需要,且云康复运动系统对于不同类型(脑出血、脑梗死)的患者分期以及卒中不同疾病期的患者分期与临床分期相符合,云康复认知系统也对不同严重程度认知功能障碍患者、不同发病类型患者有所区分。

但与硬件(传感器方便程度、佩戴难易程度、稳固、灵敏度、待机时长等)相比,医务人员都对软件(语言提示、音量大小、文字说明、视频提示、界面颜色设计、双向沟通等)更为满意,提示云康复的硬件研发仍需努力,尤其在传感器方便程度、佩戴难易程度以及待机时长上要做出改进。除此之外,云康复的评定动作设计建议添加：①步态评估；②手功能分期评定动作；③各关节及关键肌的评估；④同一动作的不同体位评定方法；⑤医生或治疗师手动修改及选择、添加或调整评估动作的权限。云康复的治疗动作设计建议添加：①手功能治疗动作；②步态调整治疗动作；③日常生活活动能力（ADL）相关的治疗动作；④人工治疗动作输入，可采用设备录下动作上传，添加说明，患者可直接调用方案，后台也可以筛选动作存入治疗方案数据库，对使用多的方案优先推荐。

4. 康复从业人员的云康复畅想

云康复的出现势必能够解决卒中康复优质资源匮乏且配置不均衡的问题。为了探究云康复以怎样的模式更能发挥其长处，怎样能使其更好地适应我国国情并广泛应用于临床为患者带去福音，我们围绕云康复的未来对使用设备及共享两大问题进行了调查。

在使用设备方面，通过本次调查，我们可以发现移动端、虚拟现实平台、电脑端三个平台相比，医务人员认为云康复运动系统更适宜在移动端推广，云康复认知系统更适合在电脑端推广。原因可能在于移动端更加便携，操作更为简便，适合运动功能障碍的患者使用。认知功能障碍的患者需要在设备上完成评估与游戏治疗，与移动端相比，电脑端及虚拟现实平台拥有更大的显示空间，更有利于患者的治疗体验与治疗效果，而与虚拟现实平台相比，电脑端的操作更为简单，所需的配套设备更少，更适合患者在家中使用。

关于云康复设备要不要采取共享模式，大部分的康复从业人员都认为，不论是运动系统还是认知系统，都可以采取共享模式。2018 年国家卫生健康委员会、国家发展改革委员会、财政部、国家医疗保障局和国务院扶贫办联合发布《健康扶贫三年攻坚行动实施方案》（国卫财务发〔2018〕38 号），明确提出要通过搭建远程医疗协作平台，以医疗资源整合、下沉和共享为举措，探索与实践具有区域特色的基层医疗健康扶贫路径。而医疗资源的共享化将是"健康脱贫"的重要一环。共享化将更快实现我国贫困人口"看得起病、看得好病、方便看病、防得住病、少生病"的目标。

以本次调查结果来看，云康复未来的努力方向，相信一定是一体化、人性化、共享化。我们期待云康复能够早日广泛应用于临床，走进认知功能障碍患者的家中，为患者带去福音。

（赵紫岐）

五、云康复的应用范围

（一）辅助康复评定

康复评定贯穿康复的整个过程，有着至关重要的作用。目前临床上的康复评定大部分依靠人工结合评估量表的形式，如对平衡能力、协调能力、肌力、关节活动度等进行全面评估。因评估结果受到评定人员的经验、能力等方面的影响，较为主观，需要开发更加客观、定量的评定方法。

随着科技的发展，基于人工智能的计算机辅助远程评估系统越来越多地运用到脑卒中的远程康复中。我国科研工作者以现有测评技术为基础，利用人工智能技术设计了适合国人使用的智能化运动功能障碍和认知功能障碍的诊断与评估系统。iKcare®创立了一套适合远程设备的康复运动功能评估系统，能够通过远程人机接口设备及微型传感器，实现单关节运动流畅无延迟的追踪及动作评定的量化考核，对脑卒中患者进行多种运动功能的远程评估，并将居家的评估数据传入数据库云终端进行处理，进一步利用终端的大型医院或专家资源确定治疗方案，指导患者参与治疗。临床试验已初步证明了其可行性和有效性，与普通人工评定相比，其具有良好的便利性、整合性、标准化设计及人性化设计。六六脑®脑康复云平台通过整合现存认知评定内容，以在线云平台和社交游戏的形式，对认知功能障碍患者、语言障碍患者进行远程评估、监测和训练。目前，该系统已经用于国内 300 多家医疗机构的认知言语精神类疾病的评估和康复工作，超过 180 万人次使用。

（二）辅助康复治疗

1. 康复机器人运动辅助训练系统

康复机器人是一种人造装置，能够自动、智能化地执行任务，帮助患者进行科学的康复训练，是一种很有效的康复治疗手段，可以模拟甚至部分替代传统治疗。其适用于不同程度的运动功能障碍患者，具有良好的运动重复性，并且能够记录肢体活动时的运动学及动力学参数，客观定量地评估功能改善情况。康复机器人包括上肢康复机器人、下肢康复机器人和基于网络的远程康复机器人。

2. 虚拟现实技术

虚拟现实技术是基于传感器和软件模块的特殊计算机仿真系统，包含了微电子、人工智能等多项技术，可以模拟现实环境，让人体验虚拟世界，使用户和环境产生交互，在此过程中进行康复训练，可以改善患者相应的功能障碍。与传统治疗相比，虚拟现实技术能够提供早期、高强度、有针对性、可重复的干预，并提供及时的反馈。由于治疗及操作系统基于传感器、头盔式屏幕、计算机等设施，其载体的本质决定了虚拟现实技术可以运用于远程康复。虚拟现实技术目前主要应用于脑卒中患者的认知功能康复、步行功能康复、平衡功能康复、上肢运动功能康复和远程康复机器人。

3. 基于传感器的远程康复训练设备

在这种设备中，传感器可以通过使用者的位置、速度等变化进行远程评估，在治疗上可以对肌力和关节活动度进行训练。笔者的团队设计开发了一项基于微型运动传感器、可穿戴、带蓝牙及移动 APP 的远程康复设备。其操作简单，使用方便，成本低廉。笔者的团队在临床试验中证明了此设备能够有效地促进脑卒中患者的运动功能恢复，具有安全性、可行性。笔者已经在主持的国家重点研发计划课题（2017YFC1308504）中将该设备在全国范围内推广应用。

4. 家庭远程康复系统

在家庭远程康复系统中，康复医务人员能够通过电话、视频会议等电信传输方式对出院回家的患者进行康复评定、康复治疗及远程监测。国内有研究设计并验证了一套基于家庭的远程康复系统，参与者均有较高的满意度。该系统通过肌电生物反馈、视频、音频等对患者进行数据收集及评估，康复医务人员在远程会诊中对患者进行康复指导。Han 等设计了一个以临床为基础的家庭远程康复跟踪训练系统，可以通过传感器来评估患者的膝关节活动及远程监测康复情况。李迥等学者还通过互联网对居家患者做出远程康复指导，患者的运动功能得到了有效的提高。陈静等学者也通过远程系统指导在家的脑卒中患者进行运动功能和平衡功能的康复训练，疗效确切。高修明等学者还结合视频互动对脑卒中偏瘫患者进行肢体功能的家庭远程康复，作用显著。

5. 计算机辅助认知训练系统

计算机辅助认知训练系统已经成为临床脑卒中患者认知功能训练的主要手段。该系统将互联网远程通信、多媒体技术与远程康复相结合，建立人机交互，形成康复医疗人员与患者、基层医院等之间的信息交流和诊疗服务网络。如国内的基于六六脑®脑康复云平台的计算机辅助认知训练，与传统人工康复训练相比，显著改善了脑卒中患者的认知功能，对促进患者早日恢复有一定的现实意义。

（王婷婷）

六、云康复人工智能的内涵

人工智能（Artificial Intelligence，AI）是对人的意识和思维过程进行模拟、延伸和扩展，并通过机械技术、电子信息技术等呈现出来的学科。人工智能是在计算机科学、控制论、信息论、神经心理学、哲学、语言学等多种学科研究的基础上，发展起来的一门综合性很强的交叉学科。人工智能在脑卒中康复领域中的应用有其自身的优势，如精准性、稳定性、高效性、便利性、可升级性、便携性、安全性等；其缺陷包括迭代缓慢、运算瓶颈、研发昂贵、材料缺乏等。当然，随着技术的成熟，其产品价格会非常便宜，而且宜家宜居使用，这也是中国制造的特色。

从 1956 年，美国达特茅斯学院（Dartmouth College）的约翰·麦卡锡（John McCarthy）等提出人工智能的概念到今天，人工智能在短短几十年内从无到有，高速发展起来。中国于 2017 年 7 月 8 日发布了《新一代人工智能发展规划》，把中国人工智能的发展提到了国家战略的高度。

（屈 云 马 睿）

七、云康复人工智能全体系设计

回顾这几年人工智能技术应用在康复医学领域，特别是脑卒中康复中，国内外专业人士做出了不懈的努力。借助各类人工智能的康复设备，最大限度地提高了患者的康复体验，减少了患者康复过程中的痛苦和缩短了患者康复周期，以此达到理想的康复效果；同时，极大地减少康复治疗人员的医疗差错、体力消耗和人力成本，尽可能提供同质化康复服务，快速准确地收集、整理临床数据和开展社区服务等。按照服务展现方式，与脑卒中远程康复相关的人工智能主要体现在以下几个方面。

（一）体验式人工智能

人工智能可以极大地改变康复患者的就医体验。现在国内患者就医的基本问题是分科太细，以专科为主，患者对康复医学认识不足，同时康复专业人员不足、专业康复医疗场所不够，患者就医体验并不好。不过，现在的人工智能能够以其自身的优势来弥补这些不足，从视觉、听觉、触觉等多个方面进行人机互交，改善患者的就诊体验。Nelson A 等依托人工智能和机器学习技术，建立了复杂的模型用以预测患者就诊率，使有针对性的干预成为可能，而且还可以通过患者特征匹配详细的预约时间。通过更好地捕捉个体差异，人工智能也可以被用来推断系统性的、可改变的就诊缺勤原因，这些原因目前被许多其他因素所掩盖。此外，通过智能化匹配的就诊管理，可以使医院及科室资源效益最大化，减少资源浪费。

（二）智能辅助评估与诊断

随着医疗与科技的发展，人工智能下的计算机辅助技术越来越多地运用到临床工作中。已有研究提示依靠人工智能下的计算机辅助技术可以更高效地对患者进行评估，并且针对运动功能障碍（如 iKcare®评估系统）和认知功能障碍的评估（如六六脑®脑康复云平台）具有良好的可信度。这些系统是我国科研工作者以现有测评成熟技术为基础，利用人工智能技术设计的适合国人使用的智能化运动功能障碍和认知功能障碍的诊断与评估系统，能够对患者进行多种运动功能障碍和认知功能障碍的远程评估，且其评估得分与人工测评结果的差异无显著性，可信度高，提高了测评效率。在国外，Ithapu VK 等提出了一种新型的多模态成像标记，该标记基于一种新的深度学习算法，可预测未来认知和神经功能的衰退。研究结果显示，利用该算法，所需的样本估计值至少减少了 5 倍，并且与现有方法相比，试验规模更小，具有更高的统计能力。Park JH 等通过试验发现，基于人工智能的改良 Ashworth 量表（Modified Ashworth Scale，MAS）可以成功地进行痉挛的临床评估，并与多个人工评分有良好的一致性。通过观察人工智能如何学习专家的决策，可以分析出重要的痉挛反应因素。此外，有研究对康复过程中心率和热像仪传感器采集的生理数据进行模式识别和分析，使用机器学习技术来检测热像仪温度变化范围和自适应图像处理方法以评估呼吸频率，得出的结果与真实循环条件下的结果一致。

（三）智能辅助训练治疗

目前，智能化康复辅助系统主要关注语言、运动和认知功能康复等方面。

1. 语言辅助训练系统

针对失语症患者的计算机训练系统利用计算机减轻医疗工作者的工作量。为使操作者易于使用，系统尽可能贴近各类国际测评原始量表。现有的系统分为自动化操作系统和人工操作系统。选择自动化操作系统会直接进入快捷化的操作界面。该系统可以随机生成评估和训练用题目对失语症患者进行评估，按照评估得分进行分类并提供相应的训练功能，可对信息化病历进行管理。智能化系统可提供全程录音录像、评分和自动推送治疗处方，大大减少了医疗工作者的负担。该系统将医疗工作者与患者分开，为医疗工作者提供了极大的方便。

智能化言语检测技术旨在解决言语功能受损患者发音受损部位以及语言流畅程度的问题。Iliya S 等提出了两种用于检测和识别受损语音信号各部分的分割模型，并进行了比较。一种利用四种人工神经网络的组合，另一种基于支持向量机。结果显示，基于支持向量机的模型能够有效地检测出语言治疗师感兴趣的语音部分。此外，国内研究者为了提高失语康复训练的效率，在失语康复软件中增加了人工智能调度功能。研究者针对失语症患者语音的特点，结合人工智能调度功能，设计了一套端点检测算法。

在治疗方面，言语辅助训练机器人能够进行部分或自主的治疗，协助语言治疗师进行语言失用性康复训练。因此，研究者集成了计算机视觉和机器学习技术来检测患者的口腔姿势。

2. 康复机器人运动辅助训练系统

康复机器人运动辅助训练系统是通过信息化和深度神经网络计算形成的自动化人造康复系统，可以部分辅助或完全替代治疗师对患者进行肢体功能治疗，帮助患者恢复。目前，上市的康复机器人运动辅助训练系统具有一定的临床辅助训练作用，但其操作还是离不开经专业培训的治疗人员。部分康复机器人运动辅助训练系统增加了肌电数据采集和低频电刺激配件,可以在训练的同时刺激肌肉收缩并使患者感知。按照使用场所,康复机器人可分为康复训练机器人、外骨骼机器人等。按治疗部位,康复训练机器人主要分为四类。

(1)上肢康复机器人:在支撑患者手臂部分的模式下,辅助患者患侧上肢进行三维空间运动,通过本体感觉的刺激逐步恢复神经对上肢肌肉的控制能力。由于上肢活动的复杂性以及日常生活活动的要求,上肢康复机器人和基于传感器的设备结合使用已成为发展趋势。Jakob 等对 4 种上肢康复机器人与传感器结合使用进行研究,结果显示康复训练机器人治疗每一疗程的费用低于标准的单个手臂治疗的一半,且效果相当。该方法可以确保尽可能多的患者群体获得高质量的治疗并降低医疗成本。此外,利用外骨骼上肢康复机器人进行作业治疗,可以更好地提高患者日常生活活动能力。但也有研究发现,虽然上肢康复机器人训练增加了患者的治疗频率和治疗强度,是一种安全的治疗方式,但是对于改善脑卒中患者上肢功能效果并不显著,需进一步提高其智能化程度。

(2)下肢康复机器人:以下肢支撑训练为主,包括辅助下肢支撑、减重训练和步态调整训练。下肢康复机器人已经应用于脑瘫、脑卒中、脊髓损伤、帕金森病和血管性痴呆等疾病。在运动控制及训练方面,Lyu M 等引入人工智能技术来增强膝关节机器人,使膝关节外骨骼能够自主控制。他们利用一种新的动作辅助控制方法并开发了一种通过屏幕游戏的肌电图控制的膝关节外骨骼来实现训练。训练结果显示,人机协同控制具有更高的整体肌肉激活水平。然而机器人辅助治疗在某些临床场景是否优于传统治疗,目前对此仍存在争议,康复机器人的机械结构和控制系统有待改进。结合肌电图、脑电图信号,借助虚拟现实技术的下肢康复机器人可能是发展趋势。

(3)手掌指机器人:由于手指和手腕的精细化运动功能较难恢复,在临床治疗中需要花费更多的时间才能实现患者手指和手腕的尺桡侧移动、对指对掌、伸展、屈曲等活动。有研究使用手掌指机器人对脑卒中后运动功能障碍患者进行训练,短期内效果显示,机器人辅助治疗在缓解疼痛和改善痉挛方面与传统康复效果一致。手掌指机器人的控制除了利用常规的物理信号,还可利用实时反馈、脑机接口、生物肌电图等方式实现。Hu 等设计了利用肌电图信号驱动的手掌指机器人进行上肢协调训练,研究发现指屈肌和指伸肌之间的肌肉协调情况得到了改善,肱二头肌的过度活动减少。此外,材料的更新也进一步提升了手掌指机器人的功能,研究者利用纤维韧性材料结合经典的机器人原理,设计了一类新的主动辅助设备。这类设备可以提升人与机器人的互动,改善设备的顺应性并减轻重量。

(4)生活辅助机器人:通过预定程序,可以帮助脑卒中患者完成日常生活活动的各种辅助任务。Koceska 等设计了远程医疗机器人系统用以辅助老年人及残疾人改善日常生活活动能力。该系统的人机交互范围从远程操作控制，到安全保护和共享控制操作，再到自主控制。此外，该机器人可接受操作员的高级指令或自主执行低级任务。通过实验测试，该机器人对不同位置的物体具有较高的捕捉效率，它可以在日常生活中帮助老年人和专业护理人员。

3. 虚拟现实

虚拟现实（Virtual Reality，VR）是康复训练中非常重要的辅助手段，即让患者通过计算机模拟的虚拟环境，以"身临其境"的体验完成对肢体的训练，同时强化对日常生活活动及周围环境的认识。这一部分训练软件包括体感游戏，可以让康复训练变得像玩游戏一般，增强趣味性，人机交互匹配度高，获得感明显。有研究证明对脑卒中患者施以 VR 康复方案进行治疗，能极大地改善患者的运动功能和认知水平，起到神经康复作用。这类技术不仅可使患者受益，还可明显降低康复治疗中的人力投入和时间成本，使数据采集变得容易，提高整体医疗效率。

VR 在康复中的常见应用方式是头戴式显示器，即由安装在眼睛附近的两个小显示器和根据观察者头部运动更新左右图像的头部跟踪系统组成的可穿戴设备，而声音则通过耳机传送。最新的头戴式显示器配备了外部传感器，可以实时跟踪手的移动，从而与虚拟环境进行良好的交互。第二种应用设备由一个大的高分辨率背投影屏幕和专用的 3D 视觉玻璃与光学或超声波跟踪系统组成。第三种则是洞穴自动虚拟环境，即房间由 4 个或 6 个背投屏幕连接在一起，结合专用 3D 视觉眼镜，可以根据参与者的视角显示实时图像。Laver 等使用 VR 对脑卒中患者上肢功能和活动进行疗效观察，结果提示 VR 与常规干预相比，在亚急性康复阶段改善上肢功能和活动更有效。但是短期 VR 训练对步长和步幅的积极影响仅有低质量的证据。在 Iruthayarajah 等对慢性脑卒中患者使用 VR 进行平衡训练的系统评价中，6 项将 VR 用于姿势训练的研究结果表明，与传统的康复治疗相比，VR 训练有显著的改善作用。在认知方面，VR 训练在记忆力、注意持续时间和执行功能方面均有有效证据。

4. 智能认知辅助训练系统

智能认知辅助训练系统（Cognitive Computer Aid System，CCAS）已经成为临床脑卒中患者认知功能训练的主要手段。智能认知辅助训练系统具有良好的操作性，将治疗师从既往积木、卡片式的枯燥训练中解脱出来。智能认知辅助训练系统采用智能化软件进行训练，涉及多个特定的认知领域，包括注意力、记忆力、空间认知、视觉遮盖、视觉运动协调力、语言和非语言执行等。研究结果显示，经过智能认知辅助训练系统训练的脑卒中患者的认知功能改善更为显著。在训练后对两组患者进行 MMSE、MoCA、功能独立性评定（Functional

Independence Measurement，FIM）量表、巴氏指数（Barthel Index）评分、运动功能等比较，结果显示对照组与观察组的整体认知功能均有改善，且观察组的认知功能及独立生活能力改善明显优于对照组，差异有显著性。相似的系统还包括神经心理学训练软件（Neuropsychological Training NPT）等。

（四）护理机器人

护理机器人可为脑卒中患者提供基础辅助，特别是在体位转移等方面减轻康复医护人员的工作负担。康复专科护理除了常规护理，如卧床患者喂饭、日常照料洗护，还包括对患者良姿位、床面移位、卧坐转移、坐站转移、行走、站立等方面的日常生活活动训练，以及心理疏导和康复宣教等。随着老龄化社会问题日渐严重，康复护理人员短缺已经成为全球性问题。人工智能在康复护理领域得到了广泛应用，满足患者的康复照护需求。

（五）社区远程康复

随着社区康复医疗服务需求的增加，各种智能社区康复服务和产品层出不穷，特别是传感器技术、智能穿戴设备、智慧家居技术等，极大地延伸了康复服务。近年来，康复服务与基本医疗需求已进入数字化拐点，居家问诊、居家指导、居家康复设备投递服务正成为社会康复的热点和亮点。社区远程康复可以实现实时采集个人日常健康数据，针对脑卒中患者进行健康风险预警，并完善个性化的居家康复训练计划；按照部分系统设计，还可以完成脑卒中患者康复指导训练的亲属沟通、督促工作。

（六）康复医疗数据管理和挖掘

康复医学除了诊断和干预，还包括大量的评定和治疗操作流程，每天会产生大量的医疗数据，人工记录和复核往往容易出现差错和遗漏。目前，虽然适用于内科和外科的医院信息系统（Hospital Information System，HIS）解决了既往手书档案不规范、简写、缩写等造成的问题，但是对康复专科内容仍然关注不够。基于康复临床需求的康复信息系统的开发，将极大地优化康复信息的录入和保存，有利于医生、研究者或政府社会保障系统的后期整理和数据统计。传感器和智能穿戴设备可以将患者的评定结果直接传输到信息系统。人工智能的进步可以让语音输入代替键盘书写，通过语音识别系统把患者的问题及以往病历数据全面地整理出来，给医生和患者提供参考数据，协助诊断及治疗。

（屈 云 马 睿）

八、云康复的人工智能分级标准

按照目前的技术发展，成熟的云康复系统指日可待。但是，我们在基于人工智能的远程康复设备的研发中仍然存在标准缺失问题。康复医学领域中的人工智能的智能化分级标准非常重要。标准和规范可以促进康复智能化设备的研发和规范化使用。

（一）康复领域智能化分级标准需求与现状

依赖人工智能技术的医疗模式，可以大大提升医疗效率，优化资源配置，使操作者更具有主动性。但是，目前康复领域智能化分级标准缺失，无本研究行业大数据标准、无行业质量控制标准、无数据脱敏标准和无应用规范等，导致基于人工智能的康复无法进行动态评估。

人工智能设计、产品和系统的复杂性、风险性、不确定性等问题均是亟待解决的问题。今后，有针对性地开发系统性的测试方法和指标体系，充分评估人工智能化康复医疗产品及系统的关键性能是我们的工作重点。

虽然目前全球暂无针对康复医学人工智能的分级，但是我们可以参考其他领域的人工智能分级，比如 Rajani S 教授在《人工智能：人或机器》（*Artificial Intelligence：Man or Machine*）中提出的巅峰级、超越人类级、强人类级、弱人类级等。

（二）康复医学设备智能化分级标准

参照工业体系中自动化分级标准，我们建议根据康复医学特色，按照自动化信息交互水平，制定适合临床康复医学设备的自动化分级标准，从 RL1 到 RL5（Rehabilitation Level 1 to 5）。

RL1：以信息采集为主，包括日常康复辅助或训练平台、HIS、康复排程系统等，可进行智能疾病监测、智能生活活动监测、智能跌倒风险监测。

RL2：完成规定模式化，有上肢康复机器人、下肢康复机器人、手掌指机器人、康复智能小助手、转移机器人、康复照护机器人等。

RL3：完成信息互动化，有陪伴机器人、康复认知智能训练专家系统、康复运动智能训练系统、智能穿戴系统等。

RL4：完成自主决策化，包括完全自动化采集患者数据，设定干预处方，并根据患者动态数据调整干预处方。目前暂无专业研发设备上市。

RL5：完全自主智能化，根据个体需求进行智能评估、智能设计和智能制造，可自行设计、生产、调整治疗设备。目前暂无专业研发设备上市。

目前大多数智能化康复设备停留在 RL1 到 RL3，并且大多在 RL2 重复研究。对 RL3 及以上的研发投入不够，特别是 RL4 和 RL5 暂时空缺。

（屈　云）

九、云康复的前景

我国是发展中国家，资源紧、社会保险支付压力大，且当前人口老龄化问题严重，脑卒中发病率居世界首位，我国人民群众对脑卒中后康复服务的需求不断释放。云康复的应用前景广阔，但与国外相比，国内的应用与研究尚处于起步阶段，在国内大规模地推广应用尚存在很多问题，包括如何保障云康复平台的建设、确定适用范围、保证服务质量、确保安全性、保护患者的信息安全等。目前，云康复的成本较高，尚未普遍纳入医保，同时要求患者家中有必要的终端设备；云康复对网络覆盖和通信服务有较高的要求；在云康复设备的使用操作上，对患者及其家属有较高的要求，同时还需对操作设备的康复医疗人员进行培训；随着远程康复医疗的发展，还涉及一系列法律问题，需要进一步规范远程医疗行为，保障医疗人员的行医安全，保护患者的医疗隐私及就医安全。未来还需要进一步开展基于患者的大样本、多中心、高质量随机对照研究，进一步评价新型康复技术的有效性、潜力、安全性和体验感等，为更多的脑卒中患者提供支持，使其获得更大的利益。

随着人工智能、大数据、云计算、互联网等科技的快速发展及我国的医疗体制的不断进步，既往高端昂贵的设备迅速降低成本，并被大规模运用，基于云平台的脑卒中云康复必将获得良好的发展机遇，成为康复领域最重要的成果。云康复是对传统康复模式的改进和补充，这一模式的不断普及，可以为广大患者、康复医院、康复产业投资人带来福音。脑卒中患者的康复，在"互联网＋"的环境中及云康复理念下，能焕发出新的生机。同时云康复也可以进一步深入康复医学的更多领域，为其他慢性病的康复提供参考。

云康复要求康复医学技术的提炼和人工智能的成熟运用，其广覆盖、优效果、同标准、均质量、即时检测、适当控费等特点符合我国医疗保障体制的要求。随着患者、家属、社会对脑卒中患者生存质量的要求不断提高，医疗资源的紧张程度日益显现。将人工智能应用在康复诊断、治疗中，建立适合我国国情的云康复体系不仅可保障康复诊治效率，还可提升整体患者服务水平。

特别是经过新型冠状病毒肺炎疫情后，既往的由治疗师主导的聚集性、劳动密集型康复治疗方式会逐渐被个体化、居家化、远程化的康复干预方式所替代，而这些改变，会大大推进人工智能在脑卒中康复领域的运用。随着人工智能、数字化医疗服务、虚拟现实、智能穿戴设备等康复技术的发展，少人或无人的云康复正向我们走来。每一个成熟技术的应用，都代表云康复构架的逐步完善。

对康复医学设备的智能化水平根据信息交互能力进行分级评估，可给今后智能化康复设备的使用和研发提供可参考的标准和发展方向。

（屈　云　马　睿）

第二章 云康复三性设计

一、安全性设计

(一) 背景及目标

云康复是以智能化远程设备为主导、医务人员灵活参与的康复模式。云康复提供了一种新的康复治疗思路，但是云康复能否安全有效地提供康复服务，特别是无专业人员监督时如何保证康复服务的安全性是云康复在临床推广前的首要难关。无医务人员介入时，患者可能因为不活动或活动不足而出现失用性肌萎缩、关节挛缩、心肺功能减退等。当无专业人员监督指导时，患者可能因为错误的自我训练导致运动性损伤，如肌肉韧带拉伤、关节扭伤、关节软骨损伤、骨折、皮肤擦伤等。如果运动过度还会使血压急剧升高，甚至发生猝死。故云康复系统的设计重点在于防止远程康复训练中出现继发性功能损害，消除患者的顾虑。

科学的运动原则可以预防运动性损伤。科学的运动原则包括适宜的训练环境、合适的训练时间、充分的准备活动、合理的训练方法、适量的运动、运动后放松、劳逸结合、循序渐进、个体化等。按照运动医学原理，合理的运动应涵盖训练前准备、热身运动、主体运动、放松训练四部分内容。下面以本课题组采用的训练方式为例，描述云康复系统设计中需要包含的关键点。

1. 训练前准备设计

患者端上摆放关于使用说明的视频，便于患者及家属观看学习。鼓励家属参与患者的训练督导，发挥协助治疗的作用。在训练前，运动训练APP上显示温馨提示的界面，提醒患者穿合适的服装，选择较为安静、清爽的房间，以提高患者的注意力。选择安全的训练环境，避免在运动中碰撞到周围的物品，运动前不喝太多水，饭后应半小时再进行运动，以免影响消化和吸收。

2. 热身运动设计

热身运动可以提高中枢神经系统的兴奋性，增加肌肉的供氧量，提高肌肉及韧带的弹性，使肌肉、关节、心肺功能适应运动，也为正式训练做好心理准备。在训练开始前，本课题组采用的运动训练APP会引导患者对传感器进行校准，做简易的热身运动，使机体从相对静止状态过渡到活动状态。

3. 主体运动设计

（1）准确的评估。评估与训练密不可分。准确的评估是保障训练安全有效的前提。本研究的远程康复通过云服务实现评定、训练、再评定、再训练。本课题组采用的评估设备硬件由用于运动捕捉的可穿戴式双轴微传感器和一个10英寸平板电脑组成。评估设备软件总共包含148种评定动作，所有的评定由3D视频和音频指导完成（频率为每秒16Hz）。患者执行评定动作时，软件会记录每个动作的原始数据（关节活动度、轨迹和角速度）、完成的最大角度以及每个动作的完成度。在医生端，本阶段评定结果会自动呈现，如果医生想查看具体评估细节，可以点击"3D"按钮来查看评定复原动画。本运动功能评估平台采用闭环运作模式。患者首先通过初次评定进入系统，医生在平台下载初次评定结果并根据结果制订相应的训练计划，训练计划和评定项目上传后，患者可以通过端口下载，执行并上传相应的训练和评定后，此闭环运作模式可循环进行。在此过程中，再次评定的结果可及时有效地帮助医生更新训练计划。

本评估系统采用了自主研发的隐马尔科夫模型（Hidden Markov Model，HMM）和卡尔曼滤波（Kalman Filter，KF）混合算法。隐马尔科夫模型能很好地区分运动状态，卡尔曼滤波能有效评估关节角度，这两种方式的结合能有效地对评定关节进行运动捕捉，并将其转换为量化数据。这样不仅能对评定关节的运动状态进行评估和数据转换，而且还能根据概率对实际动作和标准动作的差异进行比较，为异常运动的控制提供基础。本方法分别对评定关节两侧的运动端和支撑端进行建模，计算测试关节的俯仰角、偏航角和滚动角，评估其与标准运动的轨迹、速度和角度的差异。通过上述计算过程，我们可以给评定关节一个量化的结果，以髋关节角度测量为例，此方法已被证明有效。

（2）清晰的运动处方。运动训练APP及传感器相关配置程序安装在患者端，经过准确的评估后，运动训练APP在患者端呈现医生制订的运动处方，如每次训练哪些内容、每项训练的重复次数，使患者对运动方案有清晰的了解，可以有计划地、规律地训练，并循序渐进地增加训练强度。运动训练APP上自动解析医生发布的训练计划，告知患者标准动作的体位要求及动作要点，以动画、图示、语音等多媒体方式引导患者完成训练。

（3）个体化的设计方案。患者可以灵活选择训练体位，软件提供仰卧位、坐位、站立位三种训练体位。坐位为最常见的上肢训练体位，若患者无法在坐位下保持平衡，则可以在仰卧位下进行训练，若患者站立平衡功能良好，则可以选择在站立位进行上肢及下肢训练。医生应根据患者的功能水平，选择适宜的训练体位及具有针对性的个性化训练动作。

（4）智能化的运动监控。

1）动作完成的判断：远程康复设备需要在无专业医护人员监控的情况下，感知患者肢体动作完成的程度，并将结果有效地反馈给患者。由于人机交流不能完全重现医生与患者之间的交流模式，我们采用了依赖微型传感器的评估系统。首先，设定肢体动作完成时的最低标准：在了解正常人各关节活动度范围的前提下，设定各关节活动的最小目标角度，即关节活动超过该角度时，设备认定患者动作完成。其次，设定合适的反馈系统：在关节活动达到目标角度（动作完成）后，为了促进患者继续运动，设备不发出提示音，直至患者肢体运动达到极限返回后，活动关节再次达到目标角度时，设备才会提示"很好"或"完成"。设备设定完成每个动作的总时长上限为 10 分钟，若超过此时间或动作未完成，则设备会发出"再来一次"的提示音。患者端会对运动过程中每一时刻的动作进行实时评估。例如，当患者在到达目标点后给出"很好"的提示，当患者在完成某一动作速度过慢时，会提示"快一点"等。最后，该设备可以根据患者关节活动的最终角度及所用的时间进行评分。

2）异常动作的判断：在医院进行康复治疗时，治疗师可以对患者进行实时观察，并及时纠正患者的异常动作，本远程康复设备为实现这一过程开发了相应的解决方案。首先，开始动作前需在标准位置进行微型传感器的校准，即按照患者端动画演示的体位进行校正。其次，观看患者端中正常训练动作的动画演示。最后，在患者的训练过程中，设备可以通过微型传感器感知患者的实际运动轨迹，并同步上传至患者端，再通过三维动画重建的形式，直观地反映患者肢体的运动轨迹，同时与设定的标准训练动作的运动轨迹进行对比。若患者运动偏离正常的运动轨迹，为了防止误判，设备不会立即发出提示音，但一旦错误持续的时间超过 2 秒，设备便会发出语音提醒和文字警示以引起患者注意，同时用动画及语音的方式指导患者纠正异常动作，起到代替医务人员在旁监督的作用。

（5）劳逸结合的训练过程。软件中有预设置的中途休息时间，患者也可以单击屏幕随时暂停训练，以便让患者间隔放松，减轻疲劳。

（6）等级递增的训练难度。程序化的训练过程中难度按等级递增，最简单级别的动作频率由患者掌控，患者主要做等张运动，在运动末端要维持 2 秒的等长收缩，否则系统认定本次动作无效，以避免运动速度过快、用力过猛诱发血压升高。较难级别的动作还要考察患者的反应能力及运动控制能力。这样符合训练难度的循序渐进原则。

4. 放松训练设计

训练结束后，运动训练 APP 会引导患者进行拉伸及整理运动，以增加肌肉韧带的延展性，使血液快速回流到心脏，避免心肌缺血及大脑供血不足。此外，该软件会提醒患者运动后的注意事项，如不要立刻冲澡，以免影响血液循环，增加心脏负担。

本课题组通过智能化设计的安全监督程序对住院患者进行自我运动功能训练，验证了远程上肢康复的安全性，有利于后期推广应用。

（二）研究方法

在四川大学华西医院康复医学中心进行的初步临床试验，选取了 22 名脑卒中后住院的偏瘫患者，其中男性 13 名，女性 9 名；左侧肢体运动功能障碍 12 名，右侧肢体运动功能障碍 10 名；年龄 28～78 岁；病程 9～180 天；所有患者均无明显的认知功能障碍。试验方案得到中国注册临床试验伦理审查委员会批准，在试验前征得了患者的知情同意。患者接受连续 3 周，每天 30～45 分钟的远程运动训练。记录患者入组时及治疗 3 周后静息状态下的血压、心率和呼吸等生命体征，以及不良事件发生次数，评估训练的安全性。

（三）结果

比较患者入组时及治疗 3 周后静息状态下的血压、心率和呼吸几项生命体征。有 1 名患者身体状况及运动功能较好，住院 16 天后就出院了，采用该患者出院前的生命体征进行结转。本试验纳入的 22 例患者中 7 例有高血压病史，在干预期间降压药物未进行过调整。经过 3 周的训练，患者收缩压明显下降（$t=2.20$，$P=0.039$），心率也有下降的趋势，表明我们的训练是安全的，有助于控制血压，促进心脑血管健康。此外，患者在干预期间未出现再次发生脑血管意外、癫痫、跌倒、疼痛加重、死亡等不良事件。

（四）结论

云康复是"人工智能＋互联网＋康复"，通过包含智能算法和基本数据库的远程康复设备，经医务人员辅助与指导完成远程康复治疗。云康复的安全性可从康复训练的安全性、互联网数据的安全性、医患诊疗的安全感三个方面分析。

1. 康复训练的安全性

云康复是无医务人员现场指导的程序化智能治疗方式。本课题组通过临床试验验证了远程训练的安全性。经过 3 周的训练，患者收缩压明显下降，心率也有下降的趋势，表明我们的训练是安全的，有助于控制血压，促进心脑血管健康。高血压患者可以通过远程训练受益。我们的试验中有可以进一步完善的地方，如在运动中增添可以采集心率、血压、血氧饱和度及血糖等生理信号的生物传感器，这样可以动态观察患者在运动中的生命体征，更有利于评估患者在远程训练时的安全性。

2. 互联网数据的安全性

云康复融合了互联网、大数据、云计算等技术，集多种服务于一体。在大数据时代，互联网技术在为人们提供便利的同时，也存在较多信息安全问题。以云平台为基础，我们录入了大量的医疗数据，这些数据涉及患者的个人信息安全与隐私，需要避免数据的丢失或泄露。数据传输中易受黑客攻击或病毒感染，信息化数据在提高使用效率的同时，也给不法分子非法获取医疗数据埋下隐患。本课题组为了确保云康复中患者的信息安全性，采用了以下方法：首先，采集患者评估及训练的全程运动信息，使信息具有完整性，数据中心部署在企业维护的私有云服务器上，包括大型数据库、数据管理软件、备份数据库等，整个运行过程中，数据的储存、转换、管理工作均由本平台统一管理，以保护其在储存和传输过程中内容不被改变，有效避免了意外丢失数据等人为错误。其次，为了避免其他非授权用户的访问，使患者信息保密，医生在个人手机上安装远程医生端APP，患者使用远程康复设备的患者端 APP，医生端 APP 及患者端 APP 均需要通过账号及密码才能够登录使用界面。最后，软件中不会出现患者的面容，保护了患者的图像隐私。

针对云平台的信息安全问题：一方面要加强数据安全技术的应用，比如数据加密、数据扰乱、数据隐匿等技术，隐藏和保护关键、敏感信息，对数据进行分级保护，设置访问权限；另一方面要加强管理，建立医疗大数据安全管理的规则、模式与流程，提高云平台的监测预警和应对能力。目前我国《远程医疗服务管理规范（试行）》对患者的隐私和数据安全保护等都有相应的规定，规定参与远程医疗的各方应当加强信息安全和患者隐私保护，防止违法传输、修改，防止数据丢失，建立数据安全管理规程，确保网络安全、操作安全、数据安全和隐私安全。虽然上述管理办法明确要求参与远程医疗的各方应当加强患者的隐私保护，但缺乏具体的监管措施和惩罚机制。再者，远程医疗需要借助网络及各种电子设备，实现异地利用资源，而仪器异常也容易导致医疗损害，因此也需要加强设备、工具的维护及管理。

3. 医患诊疗的安全感

云康复依托互联网而实现信息交流。与传统的医疗活动相比，网络化信息传递取代了医患的面对面交流。常规的就诊流程要求患者与医生面对面地交流，通过问询、查体、评估等方式多角度考量，给予患者一个合适的诊疗方案。传统的医患关系通过"挂号""住院号"形成一种"契约"，医患面对面交流的仪式感有助于加固患者对医生建议的依从性，也有助于构建良好和谐的医患关系。互联网医疗这样的新模式使医患关系的建立发生了微妙的变化，具有跨空间和跨地域的特征，有时甚至跨时间。可能因缺乏面对面的沟通，导致沟通不充分、信息不对称，使患者的就医满意度下降，引起医患关系的不良重构，使医生和患者失去对互联网医疗的信任。一旦发生医疗事故，应如何去界定？是医生没有充分告知患者相关事项，还是患者没有遵从医嘱，或是平台软件传递信息有漏洞，通信运营商通信失误？责任界定不清可能会影响远程医疗的开展和顺利运行。我们希望充分利用互联网时代的新媒体技术，重构和谐的互联网时代医患关系，保护医患双方的利益，切实保护患者隐私，增加患者的安全感。

（都天慧）

二、人性化设计

（一）背景及目标

人性化设计就是一种注重人性需求的设计，体现以人为本、设计为人的理念。在设计中首要考虑的因素是人，在云康复中我们考虑的是患者、医生及家属。远程康复平台包括医生端、患者端、家属端三个连接端口。人性化设计可从患者、医生、家属三方面进行描述。

1. 以患者为中心的设计

调查发现，脑卒中患者对远程康复设备有很高的需求，然而，目前我国市场上康复设备种类少、体积大且价格高，因此开发研制出小巧、使用方便、价格低廉的远程康复设备显得尤为迫切。既往研究者多采用固定的台式计算机及摄像机进行远程康复训练。本课题组设计开发了一项基于微型运动传感器、可穿戴设备、蓝牙、移动 APP 的远程康复设备，在国内外首次将手持移动 APP 运用到偏瘫患者的运动康复中，并已经在课题组负责人主持的国家重点研发计划课题（2017YFC1308504）中将该设备在全国范围内进行推广。该设备在便携性、易用性、用户黏性等方面做了充分的考虑。

（1）设备的便携性。硬件部分主要包括患者端和传感器。患者端是一台具有联网功能的 10 英寸安卓平板电脑，重量为 900g。传感器有两个，大小不等，之间用一根数据线连接，这样可以减少由患者穿戴错误引起的设备工作异常。主传感器含有蓝牙芯片，可以实现传感器之间的无线连接及数据的打包发送。设计时考虑到患者进行康复训练的肢体运动速度缓慢的特点，在加速度传感器、陀螺仪和磁传感器的选择上采用了小量程和中等精度的产品，例如加速度传感器量程小于 2g（98m/s），精度为 0.1m/s，传感器的采样率为 16Hz，足够用于重建训练者的运动状态。为方便患者携带和佩戴，设计时选择了体积小、质量轻的材料，集成后的传感器体积为 45mm（长）×35mm（宽）×10mm（厚），两个传感器重量仅有 60g。患者借助绑带把传感器绑在肢体上，由传感器采集患者运动的速度、角速度和运动轨迹等参数信息。通过蓝牙为患者端与穿戴式传感器之间提供连接，并无线传输数据信息。患者只需要携带平板电脑及两个小巧的传感器，就可以随时随地进行康复训练，保障了患者对训练产品的移动需求。

（2）设备的易用性。患者端具有一体化的特点，电源续航能力好，若患者使用该设备进行正常的康复训练，则平板电脑 2～3 天充一次电，低功耗的蓝牙传感器 4 天充一次电即可。患者端界面设计友好、分辨率高、成像清晰，后方有支架，便于阅览及操作，还可以连接显示器或电视机，这样患者面对大屏幕进行训练的代入感、舒适感更强，即使视力下降者也能参与训练。患者运动训练 APP 及传感器相关配置程序安装在患者端，可解析医生发布的训练计划，告知患者标准动作的体位要求及动作要点，以动画、图示、语音等多媒体方式引导患者完成训练。软件的操作程序简单明了，要点击的目标处于醒目位置，患者通过点击和滑动的手势就可以完成所有训练，只需要跟着医生的训练计划按步骤进行即可。患者、家属不必记忆训练内容，软件模块有记忆存储功能，会告知患者每天该做哪些训练、已完成了哪些训练，以及医生是否下达了新的训练计划等。

本课题组使用的远程康复设备在信号采集方面，采用了自主研发的四元素/欧拉角卡尔曼滤波算法。依赖该算法设计的远程康复设备具有实时性，即跟踪单关节运动时流畅无延迟，从而能够准确地捕获和再现人体的运动状态。目前报道中跟踪关节运动或捕获和再现人体运动状态的远程康复设备主要依赖光学原理，例如，GestureTek 开发的 IREX 系统和 VICON 系统。这类产品主要采用光学摄像头或红外线摄像头获取患者的运动影像后再重建运动状态，然后再通过一些交互手段协助患者进行康复训练。这种光学采集有较高的环境要求，例如无遮挡、光线适当、训练对象正对摄像头等。我们的设备由于信号采集方式不同，对信号采集时的环境要求非常低，患者几乎可以在任何条件下进行训练，方便患者随时随地使用。

(3) 设备的用户黏性。

1) 个性化：根据患者的运动功能水平，设计个体化运动方案，使训练难度对于患者而言，既不会过于简单，又不会难到无法做到，让患者保持信心和动力。若患者无法在坐位保持平衡，则可以在仰卧位进行训练，若患者站立平衡功能良好，则可以选择在站立位进行上肢训练。若患者肌力没有达到二级，即无法在去除重力下完成关节的全范围运动，就可以用滑板辅助运动，以减轻患者的训练难度，减少体能消耗。训练过程遵循渐进性原则，难度按等级递增。最简单级别的动作频率由患者掌控，较难级别的动作要考察患者的反应能力及运动控制能力。患者可以查看历史训练成绩和评定结果，直观地看到自己的训练表现，以增添训练信心。

2) 趣味性：训练中主要运用动画演示的方式进行相关的康复指导，将枯燥的文字指导改为直观的动画人物肢体演示，可以增加与患者的亲和度。患者训练时，界面中会显示训练时间及完成情况的进度条，设备会通过音乐、语音、画面、文字等听觉及视觉的形式给予鼓励，并进行实时反馈。在动作达标后，设备会提示"很好"或"完成"；当患者完成某一动作速度过慢时，会提示"快一点"

等；若超过规定时间动作未完成，则设备会发出"再来一次"的提示音。利用穿戴简便的传感器达到人机互动的效果，替代医务人员在旁提醒。虚拟情景的游戏化方式可以增添训练的趣味性，有助于提高患者的积极性。

2. 以医生为中心的设计

（1）APP 评估的直观性。远程医生端 APP 安装在医生的个人手机上，医生通过 APP 指示评估内容，医生不需要实时监控患者的评估过程。患者执行后，医生只需在空余时间下载患者的评估结果即可，而且系统还能将传感器收集到的患者运动信息还原成三维运动图像反馈给医生，使医生有面对面评估的真实感，能够直观掌握患者的功能水平。

（2）APP 指导的便利性。医生无需时刻对患者的训练及反馈做出响应，指导时间具有弹性，医生根据自己的时间对患者进行指导，只需利用碎片时间通过账号及密码登录个人手机 APP 即可。医生运行该软件后可以了解患者的诊断信息、病情描述、评估结果、训练结果、使用反馈等内容，还可以查看患者评估动作的三维重建动画。软件中预置了丰富的通用动作库和游戏库，医生根据患者的评估结果及训练状况不断调整运动处方，从中选择适宜的训练项目并规定运动强度及频率，调整好的方案上传后，患者端就会呈现医生制订的运动处方，实现对居家患者的远程运动康复管理。医生可以在 APP 上监督患者的训练执行情况，以及对患者进行留言推送或者督促、询问、交流、互动。

3. 家属参与的设计

本课题组使用的远程康复平台充分考虑了家属的角色。通过家属端，患者家属可以及时查阅训练结果，有效监督患者按时执行训练计划，同时此端口能编辑鼓励信息发送至患者端，提高患者训练的积极性，并有效促进患者康复。

（二）研究方法

为了调查用户体验感，我们在四川大学华西医院康复医学中心进行了初步的临床试验。试验选取了 22 名脑卒中后住院的偏瘫患者，其中男性 13 名，女性 9 名；左侧肢体运动功能障碍 12 名；右侧肢体运动功能障碍 10 名；年龄 28～78 岁；病程 9～180 天；所有患者均无明显认知功能障碍。试验方案得到中国注册临床试验伦理审查委员会批准，在试验前征得了患者的知情同意。患者接受连续 3 周，每天 30～45 分钟的远程运动训练。

（三）结果

通过调查患者训练的依从性，可以直观反映患者对远程康复设备的体验感。研究发现，患者的依从性良好，能够按时、按量完成医嘱康复训练，患者乐于以人机交互体感游戏的方式进行训练，参与的积极性好。100％的患者对设备的色彩风格、声音、操作流程及训练的趣味性感到满意。全部受试者都对该训练方式表示出浓厚兴趣，其中 54.5％（12/22）主动表示有意愿立即购买。此外，患者表示传感器穿戴简易，绑带舒适，在运动中无不适感。参与远程康复的医生认为以登录手机 APP 的方式管理患者很便利，尤其是可以真切直观地看到患者运动的三维重建动画。

（四）结论

本课题组设计开发了一款基于手持移动 APP、可穿戴微型运动传感器及蓝牙传输的远程康复系统。临床试验表明患者及医生的用户体验良好。患者的依从性、参与的积极性高，患者与医生对系统操作的便捷性、界面的设计感、流程的可操作性、训练的内容等均感到满意。目前该系统处于试用阶段，有些方面还可以进一步完善，如无线抗干扰设计、加强医患沟通的有效性、丰富游戏化的训练内容等。

随着人工智能、大数据、云计算、互联网等科技的快速发展以及我国的医疗体制的不断进步，特别是我国快速增长的通信网络覆盖和技术更迭，既往高端昂贵的设备迅速降低成本，并大规模运用。基于云平台的脑卒中云康复必将获得良好的发展机遇，成为康复领域最重要的成果。智能移动终端相对于其他远程康复设备具有成本低、携带方便、覆盖面广等优势，已成为未来康复发展的趋势。

从软件设计来说，未来的研究应该更多地关注在线数据的采集和分析上的创新，提升患者使用远程康复设备的积极性、体验感，注重保护患者隐私。从远程康复设备的功能来说，其不再局限于单关节或单个肢体运动功能等单一功能训练需求，更强调人的整体性和个性化，设计倾向于上下肢运动、情感、认知等多维度功能的恢复。患者体验更注重心理感受和整体过程中的细节，以患者关心的内容为关注点，聚焦患者在接受服务的整体过程中的体验与感受。从患者体验感来说，在未来的使用中应该考虑增加训练的趣味性，如加入奖励惩罚机制、虚拟现实技术，多纳入人性化设计。在网络需求方面，设计者应充分降低网络需求，可以考虑设计成多端口，在非网络环境下进行训练，只需在有网络时上传或下载训练结果即可。在操作方面，制作简单可视化的 3D 指导视频及音频，教会患者和家属使用相应的设备，并指导训练。在成本及耗材方面，使用更轻便、更便宜的耗材，降低成本，比如设计可穿戴的微型传感器进行功能评定及训练、数据采集和传输。在应用中，凸显人工智能的作用，降低大成本的人力消耗，响应国务院颁布的《新一代人工智能发展规划》，以类脑智能、混合智能、协同智能、群体智能为重点发展方向。随着传感技术、无线通信技术、移动互联网、大数据、器械设计的不断发展，多种技术的交叉融合已成为趋势，必将为脑卒中患者提供更多安全有效、用户体验感高、方便便携、个性化的康复选择。

（都天慧）

三、穿戴性设计

（一）背景及目标

1. 刚性助力系统：康复机器人的设计与发展

康复机器人是一个相对年轻和快速发展的领域，日益渗透到临床。在 20 世纪 80 年代末和 90 年代初，由于一些开拓性技术的发展，人们发现在中枢神经系统损伤的动物模型中，机器人辅助训练可促进感觉及运动功能恢复，其主要是通过增加治疗强度和控制适应性来增强功能性训练的效果。而使用机器进行康复的想法可以追溯到更早的时候。1910 年，Büdingen T 提出了由电动机驱动运动治疗仪，用于指导和辅助心脏病患者行走。20 世纪 30 年代，Scherb R 发明了一种由缆索驱动使关节被动活动的设备。目前，这种人工驱动的机械治疗机已经支持多种交互模式，从被动到主动辅助和主动抗阻运动。第一个康复机器人系统是基于连续被动运动（CPM）概念设计的，这是一种固定的交互模式，机器人沿着预设的轨迹使关节进行被动活动。

用于治疗脊髓损伤患者的第一个动力外骨骼系统是在 20 世纪 70 年代出现的。该系统采用气动、液压或电磁（通过凸轮和 Bowden 电缆）制动器进行位置控制。它们可以通过驱动踝关节屈曲/伸展、髋关节内收/外展来增加运动过程中外骨骼支架的稳定性。第一个用于辅助治疗脑卒中患者的机器人系统是一个不灵活的机械手，没有与患者直接接触，而是通过触摸移动垫的不同位置完成训练。

随着 MIT-MANUS 的发展，1989 年神经康复机器人的新时代就此展开。神经康复机器人在 1994 年首次进行临床试验，与不灵活的机械手相比，平面操作系统具有低机械阻抗的特点（在人类用户和机器人系统之间的界面感知到的频率相关的运动阻力），并可减少上肢的重力负荷，从而适用于严重的功能损伤。几年后，研究者又推出了双手参与的抓握、上举力控装置。这种新一代的设备，使用力矩控制的直接驱动，具有更高级的交互控制，可完成严重损伤患者的被动运动、中等损伤患者的主动辅助和主动抗阻运动等，并且可根据患者情况自动调节模式。镜像运动驱动器（MIME）由健侧肢体控制运动数字仪（镜像治疗模式）来帮助患侧肢体进行被动及主动辅助活动。下肢康复机器人的研发始于 1994 年，Lokomat 将减重的跑步训练（BWSTT）与机器人步态矫形器相结合。步态训练器是基于这个原理设计实现的。在之后的几十年里，出现了大量新型的上肢康复机器人和下肢康复机器人，这些机器人可以分为外骨骼机器人、机械辅助设备和可穿戴设备。

2. 柔性助力系统：可穿戴设备的出现

（1）可穿戴设备产生的必要性。康复机器人应始终提供有针对性的物理支持作用，适应患者的功能障碍，并有辅助活动功能，这对此类系统的设计、仪表和控制有很强的要求，应该依据患者的实际状态和要执行的任务调整输出阻抗和物理支持，而不会因其表观动力学改变运动模式。患者在不同恢复阶段需要不同的康复设备，最优选择是能适应康复运动复杂性和能根据患者功能状态及康复需求提供物理支持的设备。为了应对这一挑战，康复机器人系统的设计应考虑运动过程中关节活动的相关性（如髋关节在运动中的作用大于膝关节和踝关节）及其恢复潜力（例如单个手指运动的有限恢复）。目前，在康复工程和康复医学科学的领域有着许多令人兴奋的进展。材料科学的进步将使更轻、更个性化的结构和更紧密集成的驱动和传感成为可能。此外，为了提高患者日常生活活动的独立性，机器人技术与非侵入性和侵入性脑机接口或神经修复术的结合越来越受到关注。这些方法还处于早期研究阶段，仍然面临着许多挑战。然而，即使是将神经可塑性作用发挥到最大，也不能完全恢复患者的功能。因此，该领域应该关注可穿戴设备，其不仅可以进行康复治疗，还可以作为辅助设备，补充患者持续存在的运动、感觉功能缺损。先进的驱动、传感和控制方法将使这些在日常活动中更加实用，并适用于临床和家庭。在未来，可穿戴设备可提供持续的治疗及辅助功能，直到患者恢复到稳定状态，并且为长期存在的功能缺损提供康复帮助。

（2）可穿戴设备的定义及应用。可穿戴设备即可穿戴式计算机（Wearable Computer），它是可以穿戴在身体或服装上并能发送和传输数据或者消息的计算机设备，它综合运用了各种类型的识别技术、传感技术、数据连接以及对数据处理的云计算技术等，能让穿戴者进行信息娱乐、社交分享，并能对穿戴者的个人身体状况进行监测。加拿大研究人员 Mann S 是早期的可穿戴设备的发明者之一。他认为这类设备可单纯由穿戴者控制，穿戴者能够利用这种可穿戴设备进行沟通交流，并对相关的数据进行科学的计算。可穿戴设备将智能化、数字化以及移动化相结合，外形小巧、方便、易携带，并且具有很强的信息交互性，能够给穿戴者提供更为快速便捷的信息沟通以及全新的交互体验。

可穿戴设备是不同领域的热门话题，如医疗保健和活动识别、体育、教育、工业、人机交互等领域。可穿戴设备的发展在很大程度上推动了可穿戴用户消费的快速增长。智能手机和移动设备的大规模普及使得数据采集传感器和其他处理和存储组件的小型化成为可能，这样，当人们执行任务时，计算机可以嵌入衣服和其他非侵入性的位置，监测个人如何工作以及工作如何影响他们，可以更有效地优化、量化和跟踪。更先进的可穿戴电子传感器的应用范围从检测生物力学运动、触觉到人体生理反应，如模拟人体感觉神经系统功能的生物激发传感器。这些先进的可穿戴电子传感器可帮助捕获精确的人体反应，并可应用于多个方面，如临床、康复、运动等。

（二）研究方法

本课题组查阅了中国知网、EBSCO 康复参考资源中心、EBSCO MEDLINE 医学学会全文期刊数据库、CrossRef、PUBMED 的共计 100 多篇相关文献，获得了丰富的有关康复机器人及可穿戴设备的相关研究与成果资料，为本书提供了分析的逻辑起点、视角、可利用的数据。

（三）结果

一般来说，可穿戴设备包括智能传感器、可穿戴材料、执行器、电源、无线通信模块和链接、控制和处理单元、用户界面、软件以及用于提取数据和做出决策的高级算法。因此，这些设备可以监测患者的生理信息，如体温、血压、相关压力，以及血液中气体、各种离子和生物分子的浓度。传统的刚性传感器装置因传统工艺制造方便而被广泛应用于可穿戴设备。因为其不容易与人体产生密切接触，故现有的刚性结构虽具有较高的电性，但是很难获得准确的生理信号，此外，还存在弯曲、拉伸或扭转变形时电性能恶化的问题。因此，可穿戴设备材料需要较强的变形能力，能够保持与皮肤的适形接触和机械稳定性才能长期使用。因此，智能传感器必须是超薄的、低模量的、轻的、高度柔韧的和可伸缩的，它常由柔性基底和嵌入导电电极组成。

1. 可穿戴设备结构上的特点

为了制造满足这些要求的智能传感器，多种研究采用混合结构、混合材料、多维碳纳米纤维和纳米基电极。此外，电液（EHD）喷墨打印和三维（3D）打印方法被广泛用于制造高分辨率和高性能的电极。除了可穿戴设备的概念，传感器正迅速向可变形电子产品的新范式发展，传感器可穿戴到人体的各种部位。可穿戴传感器是可变形传感器中最复杂的一种形式，因为它涉及各种学科（如材料科学、电气和机械工程等）合作开发的最先进技术。衬底、基板和电极、活性材料是可穿戴传感器的重要组成部分。

（1）衬底。为了实现柔韧性，传感器使用了柔性衬底，如聚对苯二甲酸乙二醇酯（PET）和聚酰亚胺（PI）薄膜。PET 薄膜具有良好的柔韧性（弯曲模量 8314GPa，杨氏模量 3511GPa）。然而，低的转变温度（Tg：100℃）不适合高温制备。PI 薄膜具有良好的热稳定性（Tg：300℃），因为有很强的亚胺结合，所以可以高温制备。PI 和 PET（弯曲模量 3919GPa，杨氏模量 3720GPa）具有良好的柔韧性。碱性 PI 胶片呈黄褐色。然而，近年来，在透明器件和可穿戴传感器中已经开发出透明无色的 PI 薄膜。此外，也可利用纤维型 PET 衬底制作服装型传感器来充当可穿戴传感器。

（2）基板和电极。可延展和可穿戴传感器需要配合可延展的基板。在许多可穿戴传感器的研究中，硅基弹性体如聚二甲基硅氧烷（PDMS）和共聚酯

（Ecoflex）被选为可拉伸基板材料，它们是由硅氧烷单体与铂催化剂聚合而成的。PDMS的杨氏模量为48MPa，延伸率为极限的420％，共聚酯的延伸率为极限的900％。这些弹性体在聚合物链上的摩擦力较低，因此具有良好的延展性能。除了硅基弹性体，聚对二甲苯由于其强度和中等柔韧性（杨氏模量4GPa）特质，也被用于制作可穿戴传感器的基板。此外，许多报道指出，聚对二甲苯具有生物相容性。

电极也是可穿戴传感器的重要部件。基板大多使用聚合物材料，但是电极需要具有高导电性，故使用金属材料。薄金属被用来制成柔性的连接结构，以增加延展性。纳米织物和液态金属可作为具有延展性的电极材料。液态金属在室温下表现出类似金属的导电性，但因其液态流动的性质，在应变下不会失效，因此可以实现高度延展的连接。

（3）活性材料。可穿戴传感器有望在不远的将来以衣服、人体和皮肤附着或植入装置的形式发展。这些新的传感器将极大地提高便携性、灵敏度、选择性和信噪比。根据传感器的类型和用途，可选用多种材料作为可穿戴传感器的活性材料。应变或压力传感器使用应变敏感电阻或压电材料根据应变或压力改变电阻。化学传感器包括多种活性材料，主要以碳纳米管（CNT）或石墨烯、碳（C）作为活性材料，其具有良好的导电性，低成本大规模生产潜力大，化学稳定性和热稳定性高，加上固有的灵活性、易于化学功能化等特性，此类技术可以保持传感器的柔韧性和导电性，如用于人体活动和生理信号监测的电子皮肤（E-skin）。因具有优越的变形和保形特性，其在传感器检测各种电子、机械和生物信号时，灵敏度和准确性均有所提高，在健康监测中的可穿戴应用领域具有巨大的潜力。

在柔性/可拉伸电子器件的各种应用中，检测应变、压力和屈曲等机械特性对于从人体获得准确的运动或活动测量值非常重要。利用可穿戴传感器监测生理信号是柔性/可拉伸电子器件的关键应用之一。因碳和纳米纺织品的电子器件具有灵活性、可拉伸性等优秀性能，非常适用于人体运动检测和人体健康监测。目前已经报道了具有应变或压力传感的碳基可穿戴传感器，其通过使用各种微观结构设计、高导电和弹性导体（复合材料）或新的制造技术，灵敏度和响应时间有了显著改善。除了碳基材料的研究，电子纺织品（E-纺织品）也引起了工业界和学术界的关注，由于其独特性，如轻量、透气性、舒适性和耐穿性等，可以应用于可穿戴健康监测传感器、电子假体和电子皮肤。各种制造技术的发展，拓宽了这些材料的应用范围，如有机材料和机械稳定的无机材料也可以作为传感材料嵌入柔性/可拉伸电子纺织品中。随着可穿戴传感器阵列的智能化和主动矩阵的引入，基于碳/纺织传感器的健康监测系统将成为诊断和治疗目前临床应用之外的医疗状况的新方法。

2. 可穿戴设备的交互特点

人体与机器人的交互控制在康复机器人中也很重要，特别是对于应用多模式的训练。利用可穿戴传感器实时监测生理和行为数据，可为我们提供健康生活方式的信息。这些可穿戴传感器通常附着在人体或物体上，与外部或主机计算机交互，提供有关人体生理状况的信息，如活动、压力、睡眠和血压。设计交互的控制方案时应采取按需辅助（AAN）策略，并通过识别人体运动意图来选择工作模式。人体皮肤表面肌电图（EMG）通过生物产生的信号，能准确、快速地反映使用者的运动意图，将检测到的肌电信号用于人机交互控制，使机器人以相应的模式引导或跟随人沿预定轨迹前进，采用融合神经网络的估计器来检测关节的力矩，将肌电信号转换为净转矩和关节刚度，设计最佳参考阻抗模型。其在康复训练过程中具有自我调节能力，适应患者需求。

这些智能传感器可实时监测健康状况，并将诊断结果传输到控制和处理单元。为了实现这一目标，有线和无线系统被广泛地应用于传输健康数据，以供后续诊断。无线系统是首选，因为有线系统会损害用户的移动性和舒适性，并增加发生传输故障的风险。无线系统的另一个优点是，它们可以实现远程医疗，如连续诊断和预约。最近有关可穿戴传感器的研究大多使用无线系统传输诊断数据。根据驱动原理，这些无线系统可以分为蓝牙、近距离无线通信技术（NFC）和共振天线系统。总有一天，这些可穿戴传感器将使我们能够通过智能手机实时监测人体的健康状况，并使远程医疗成为现实，包括注射药物和无线预约。

（四）结论及未来展望

智慧型康复（康复机器人＋互联网）将成为未来重要的康复手段，可实现康复状态的远程监测、在线量化评估、在线信息交互及康复策略的在线调整。结构上，由刚性向柔性，由笨重向轻质、模块化方向发展；驱动上，则更趋向使用软体结构，发展具有高度灵活性、安全性及稳定性的系统；控制上，目前最广泛应用的为力位混合控制和阻抗控制，应实现简单有效、自然柔顺的机械活动；交互上，应具有快速、精准感知及人体意图识别能力；功能上，则应支持较强的学习、自适应能力，并满足个性化的康复需求。

可穿戴传感器的发展依赖新型材料的发展，碳基材料在开发各种可穿戴传感器方面显示出许多优势，但要实现碳基可穿戴传感器的全嵌入，在紧凑设计、低成本制造、器件保护层、多功能传感、集成技术等方面仍面临挑战。特别是对低成本和大规模生产高性能碳基材料的要求很高。虽然已经研究了多种有效的低成本、高质量制备方法，但这些方法仍存在一些缺陷，可能导致碳基材料的性能下降。因此，需要通过优化功能材料和混合材料等有效策略来获得适合可穿戴传感器的材料。除了成本问题，还需要进一步提升碳基传感器器件的灵敏度和长期运行的稳定性，以实现对人类活动或生理信号的精确检测。尽管与碳基材料相比，基于纳米纺织物的传感器更具成本效益，但目前基于纳米纺织物的传感器通常需要额外的压层或中间黏合层来附着在织物基底上制造传感器。这是因为纺织品的表面通常是粗糙的，这可能会导致弱附着力，在纺织品上发生材料的分层以及电气性能退化。由于额外的层覆盖了大量的纺织品，基于纳米纺织物的可穿戴传感器失去了纺织品的独特性。因此，基于纳米纺织物的可穿戴传感器要求上述材料、制造技术、各种传感器设备必须一起开发。此外，基于纳米纺织物的可穿戴传感器需要优良的机械性能来应对各种变形，如弯曲、拉伸和扭转，以便集成到日常生活中的服装中。特别应注意基于纳米纺织物的可穿戴传感器的洗涤过程，由于在洗涤过程中会产生机械变形，可能会影响其电气性能。因此，可穿戴传感器洗涤过程的耐久性需要进一步增强，以适用于日常生活。

尽管取得了许多进展，但可穿戴传感器在实际应用中仍面临许多挑战。例如，高性能传感器会受到人体运动产生的外部噪声信号的干扰，从而降低采集信息的准确性。为了减弱这些外部噪声信号的干扰，可穿戴传感器的制造可与性价比高的包装和制造方法相结合。微电子机械系统（MEMS）技术广泛应用于制造业，但它需要昂贵的生产设备。最近的研究表明，3D打印技术等新技术与传统的分步制造技术相比，能够降低制造成本，实现批量生产。此外，适形附着在人体上的应变和压力传感器对更准确地测量人体运动也是必不可少的。为此，中间黏附层，如微毛黏合结构，可以与应变和压力传感器集成，以提高接触效率。设计低功耗的可穿戴传感器一直是一个令人兴奋但具有挑战性的问题。为了提供可穿戴传感器所需的运行功率，研究者引入了自供电的传感设备，尽管关于柔性电源的可持续性仍存在一些具有挑战性的问题，但我们相信，这些问题将会逐步得到解决。这类可穿戴传感器让患者可以通过智能手机实时监控自己的健康状况，医生也可以进行远程医疗，但这还需要与工业界和政府机构合作。

虽然已有很多关于康复机器人有效性的文献报道，但目前大多数已发表的文章从未进行过临床评估，或者这种评估仅限于少数患者的试点研究。目前在临床领域对单个患者的最佳治疗方案还没有达成共识，且许多研究都未能成功证明机器人辅助比传统治疗更具有优越性。故将来我们应积极投入可穿戴设备在治疗效果方面的研究，证明其有效性及制订更为合理、个性化的运动处方。康复机器人在帮助患者进行康复运动时免除了治疗师与患者的直接接触，因此如何产生真实的治疗互动是将来的研究热点，这要求康复机器人具有识别意图及自学习能力，在治疗过程中能及时调整治疗方案。最后，未来的康复不仅将受益于机器人的加入，还将受益于对正常和感觉运动功能损伤的神经生理机制的深入理解。

（孟　琳）

第三章 远程运动康复的现状、临床实践和研究发现

一、远程运动康复的现状

(一) 背景及目标

1. 远程医学和远程康复的内涵

20 世纪 60 年代，美国首次提出了远程医学的设想，1998 年发表了第一篇关于远程医疗的文章。在过去的几年里，关于这个主题的文章数量明显增加了，可能是因为人们的新兴需求和通信及计算机技术的发展。Preston 将远程医学定义为利用远程通信技术，以双向传输数据、语音、图像的方式开展的远程医学活动。美国远程医学协会和国防部卫生事务处将其定义为以计算机技术、卫生通信技术及全息摄影技术等高新技术为依托，充分发挥大医院或专科医院技术设备优势，对医疗条件差的边远地区等进行远距离诊断、治疗或医疗咨询。远程医学可应用先进的远程通信技术在不同地点间随时传输电子数据，方便快捷，无时空界限，并具有零距离和实时互动的特点，为医疗技术不发达地区的患者带来了福音。远程医学是医学研究、通信技术和计算机技术结合的成果。远程康复在脑卒中康复、骨科术后康复、心肺慢性病的康复及护理、老年人护理和儿童保健等方面应用广泛。

2. 服务模式及康复技术

(1) 服务模式。根据参与者和治疗场所，远程康复分为社区远程康复（CTR）、远程指导的社区康复（CRTG）、家庭远程康复（HTR）和远程指导的家庭康复（HRTG）。CTR 是指患者在社区医疗中心使用其场地和设备，仅接受专业康复医师的远程指导。CRTG 是社区医务人员对患者指导的同时，患者接受专业康复医师的远程指导。HTR 是指患者利用家中的电视、电脑等设备，接受设备终端专业康复医师的远程指导，模拟"一对一"的康复锻炼。HRTG 是指社区医务人员在患者家中对其进行康复治疗，同时患者接受专业康复医师的远程指导。专业康复人员可通过远程会诊、远程培训、远程心理疗法、远程监控对患者开展指导。以上模式对网络覆盖程度具有较高的要求。我国 75.04％的残疾

人分布在缺乏信息服务人员的农村地区，存在服务人员缺乏及经费不足等问题。尽管国家加快了农村信息服务体系的建设，但目前农村社区卫生服务体系尚不健全，家庭仍然是患者接受长期照护的主要场所。因此研究探索出两种可行性较高的服务模式：一是通过发放视频资料（如光盘），并与电话随访相结合；另一种是自上而下的分级康复，即建立康复技术指导中心—乡镇卫生院康复指导站—村卫生所—家庭的四级脑卒中康复治疗网络，使得居住在偏远地区的患者有接受专业康复医师的指导的可能。

（2）康复技术。

1）虚拟现实：这是一种新型的康复技术，指通过计算机硬件和软件创建交互式模拟的方式为用户模拟真实环境的特定特征。当虚拟现实通过通信技术被利用在家庭、社区或者是偏远地区时，可以充分发挥其作为远程康复技术的优势。虚拟现实包括沉浸式虚拟现实和非沉浸式虚拟现实。沉浸式虚拟现实指结合电脑、头戴式显示器、人体运动追踪传感器、接口设备和实时图形，让患者的躯体在计算机模拟的世界中自然活动。非沉浸式虚拟现实是利用计算机和控制台的游戏系统或治疗系统对患者进行康复训练。该技术通过模拟现实生活活动的游戏来激励患者进行重复性活动，尤其是在现实生活中不安全的活动（如过马路、开车或烹饪）。训练任务可以进行等级分化，并提供即时反馈。通过游戏（如虚拟划船、用网捕鱼、河中捞瓶等）使患者进行高频重复的运动，游戏系统会自动监测患者的锻炼情况并存储在基于云端的服务器上，方便治疗师随时监测。目前国内虚拟现实主要应用于综合医院的临床治疗中，家庭和社区的康复应用较少。将虚拟现实与远程通信技术结合起来，可加强治疗师与患者的互动，是康复从综合医院走向家庭和社区的途径之一。

2）康复机器人：康复机器人已得到一定程度的发展，经证实，康复机器人可通过提供重复的治疗达到康复目的，且不需要实时的人为监督。机器人装置能提供较强的物理支撑作用，明显减少重复活动时的异常代偿模式，这与传统康复的目标是一致的，即在减少代偿的同时恢复运动功能。结合远程通信技术的康复机器人是远程康复的一种新方法，将其运用到家庭或偏远地区的康复治疗中，已经得到国内外研究人员的重视。研究结果表明，远程康复机器人可以改善患者的上肢功能、步态、抑郁状态，并且可以增加门诊患者的每日访问量，与传统康复相比，减少了康复治疗花费。虽然家庭传统康复训练具有很好的灵活性，但远程康复机器人可增加患者的依从性，客观准确地监测和记录患者的训练情况，提供患者本体感受的反馈情况等。医生可以进行远程监控，并根据训练参数做出评估，从而制订出更加科学合理的康复训练计划，有助于对家中或社区医院的患者进行康复训练。

3）可穿戴设备：可穿戴设备常用于测量和记录人体的生理信息、外部环境和运动信息等。该技术实现了长时间、连续、动态、无意识地监测，且具有携带方便、体积小、使用灵活等特点，可配合其他远程康复技术使用。运动范围评估是康复过程中的一个重要评估项目，现已有研究者开发出一种用于测量关节活动度的自动无线可穿戴传感器系统，与传统测量工具相比，其具有很好的灵敏度与准确性。该系统能够自动识别评估项目，并计算出各自的最大关节角度。电子织物技术（E-textiles）是无线可穿戴技术的一个分支，是将无线可穿戴技术集成到纺织品（如将电子线路嵌入衣服）中，在人正常的生活和活动中进行连续测量和记录，并刺激肌肉活动。该技术的服装具有材质轻巧柔软、使用方便灵活、可长时间穿戴且可反复洗涤等优点。目前电子织物技术的可用性研究还处于起步阶段，且主要集中于运动感知功能方面，但该技术存在很大的潜力。

远程医疗最早是为了照顾住院患者而开发的，目的是将度过疾病急性期的患者转回家，以减少患者住院的时间和患者及医疗机构的医疗成本。远程医疗替代了面对面的传统方法，在患者-康复者的交互模式中实现了对疾病急性期的治疗，因此它可以覆盖那些距离康复机构较远的患者。研究发现，早期、快速管理损伤或疾病是达到满意康复效果的关键，且增加了患者自我效能。因此，患者的康复计划应该尽快开始，尽可能密集，尽可能持久，并在恢复阶段仍可坚持。一般来说，启动时间应该越早越好。在大多数情况下，即使患者需要精准和密集的治疗，在疾病或损伤发生后的最初康复阶段也可由患者在家进行康复训练。由于这些原因，远程康复得以发展，以取得与在医院或与治疗师面对面进行的传统康复相同的效果。目前已有研究报道了不同类型的快速康复治疗及其相对强度和持续时间，其报道了1998年至2008年通过远程康复治疗的患者数量，发现从2002年到2004年，接受远程康复治疗的患者数量显著增加，随后有所下降，并从2007年开始又有所增加，这可能是由于新技术的发展和度过了每项新技术最初的怀疑阶段。通过总结新时期背景下脑卒中患者远程康复的现状，进一步探索适合中国国情的脑卒中患者的康复管理模式，可以为更多的脑卒中患者的长期康复提供基础。

（二）研究方法

我们系统地搜索中国知网、PubMed和Medline数据库、Biomed Central和CINAHL中的文献，使用医学主题标题（MeSH）远程康复、远程医疗、康复医学。这次搜索是在2020年进行的，搜索的时间从1996年1月到2020年10月。通过四川大学电子数据库，我们检索了100多篇关于远程教育或相关主题的文章。这些文章为我们提供了远程医学及远程康复发展的历史及最新进展情况。

（三）结果

1. 神经系统的远程康复

目前远程康复主要应用于物理治疗，在神经康复方面，被用于监测脑卒中患者的康复进展情况。远程康复通过虚拟现实，使用机器人技术和游戏技术对神经疾病患者进行康复。通常，远程康复与其他非康复技术也密切联系，如远程监测心血管参数，包括慢性病患者的心电图（ECG）、血压和血氧饱和度。这些技术属于远程医疗的另一个分支——远程监护，近年来得到了广泛的发展和应用。研究表明，与传统标准康复相比，虚拟现实有利于患者上肢功能、平衡能力、步态、步行速度和流畅性的恢复。而上肢康复机器人可以对脑卒中患者进行上肢和手功能的客观评估和监测脑卒中患者遗留的上肢功能障碍，并可通过大量、重复的运动刺激对患者进行早期功能锻炼，对急性期脑卒中患者日常生活活动能力有一定帮助。还有报道证明了其对恢复期甚至后遗症期的脑卒中患者也具有一定的有效性。下肢康复机器人在训练过程中运用负重、迈步及平衡原则实现对下肢功能的训练，能为患者提供站立训练、行走训练和平衡训练等生理训练，模拟正常运动轨迹辅助患者训练，并且可以承担一部分人体的重量，可以训练下肢肌肉，恢复神经系统对行走功能的控制能力，并利用各种优势加速患者运动再学习的过程。另外，电子织物技术能够对躯干姿势、上下肢姿势、手姿势、步态等动作进行准确快速的识别，从而实现远程监测及评定。这些新兴的康复技术为神经系统疾病患者远程康复的监测和治疗提供了可能，目前已有许多研究证实了其有效性和便利性。

2. 心脏系统的远程康复

在慢性心脏病患者中，康复是改善患者生活质量的主要手段之一，通过改变生活方式，可大幅度减少心脏病危险因素。住院患者康复治疗是有效和高效的，而门诊患者的康复质量是有限的。在德国，只有 $13\% \sim 40\%$ 的心脏病患者进行了心脏康复。一些研究指出，每周 $5 \sim 30$ 分钟的有氧运动可以降低心脏相关疾病的风险，但患者因时间不充裕，不参加康复计划，难以达到康复目标。另一个研究表明，居家远程监护心脏康复（HTCR）是稳定型心力衰竭患者的一种新的康复方法。对于家庭运动，远程心电监测下的康复可以很好地替代门诊康复，HTCR 对生活质量的改善可能与标准门诊心脏康复相似。另外还有 SAPHIRE 系统，它由一辆带有触摸屏的自行车和无线传感器组成，可以实时检测患者的心电图、血压和血氧饱和度。在医院里，医生可以远程连接到患者的电脑上，根据之前的运动压力测试结果制订运动处方，并可以在康复过程中实时监测患者的健康状况，在检测到异常时让患者停止运动。具体来说，该系统有三种不同的训练形式：恒负荷训练、间歇训练和心率控制。如果超过任何限制，则通过图标提醒患者减少负荷或立即终止练习。有研究报道，4 例患者和 13 名工作人员使用了 SAPHIRE 系统，在实验阶段，没有发生与心脏病有关的不良事件；但在传感器操作方面遇到了一些困难，在完成的 39 次训练中，27％的人不能建立心电图连接，23％的人血压测量失败。这种远程装备系统与其他远程医疗系统具有相同的优点。患者可以在很远的地方（如家里）进行康复治疗，节省时间和金钱，避免不必要的奔波导致患者不适。因远程装备系统灵活性有限，不能同时适用于不同需要的治疗。

3. 髋关节置换术后的远程康复

通过远程康复可以对髋关节置换术后的个体功能活动进行客观测量，并进行数据收集和分析，在监测患者日常活动的基础上完成相关问卷调查。医护人员通过数据能够及时了解患者的身体状况和功能状态，从而及时防止相关并发症的发生。研究表明，远程康复计划的实施可以显著改善患者的功能状态和生活质量。无论患者的社会经济和计算机知识背景如何，远程康复均能成功地在髋关节置换术后患者家中使用，系统提供患者自我报告的运动日记，治疗师可以通过患者的锻炼计划远程评估其康复进展，在必要时相应地调整锻炼计划。患者反复进行运动锻炼，并通过治疗师接收相应的解释和反馈。在远程康复期间，患者会收到量身定制的康复信息，这有利于其坚持个性化的锻炼计划，并提高他们的自我效能。

远程康复可以为患者设定康复目标，并进行监测和接收反馈。运用移动技术可增加患者对疾病相关康复知识的了解，帮助患者树立康复意识，提高患者自我管理能力及康复治疗依从性。研究指出，采用移动技术可为髋关节置换术患者提供动漫式宣传教育，增强患者对功能锻炼重要性的认识，提高患者的锻炼依从性。通过每周与干预组患者进行视频会议以及通过文本或语音消息进行互动，可加强患者进行身体活动的动机，每周检查患者的运动日记，可以提高患者康复治疗的依从性。患者可以通过远程康复了解和掌握更多髋关节置换术后的护理和康复训练知识，提高自我护理能力和护理技能，提升康复满意度。远程康复允许患者在家中或工作场所向医护人员咨询，使患者可以更好地获得专家的康复建议，从而降低医疗成本。髋关节置换术患者出院后由于距离医院较远和交通障碍等，可能不能获得适当的医疗保健，而远程康复可以将康复方案直接送到患者的家中，增加患者与医护人员的接触，提高护理质量，降低医疗成本。研究发现，为髋部骨折患者提供家庭远程康复方案是可行的，通过远程康复可以为更多的患者提供康复方案。因此，远程康复不仅可以帮助患者节省医疗成本，还可以改善患者的生活质量。

（四）结论

远程医疗在心脏病、神经系统疾病和骨科术后康复方面的应用正在迅速发展。远程康复作为一个新的领域，仍在研究和发展中，目前已应用的程序和设备仅有数量有限的患者数据作为支持。许多系统评价研究指出，在无线传感器、微型计算机和通信系统的支持下，进一步开发远程康复系统是可能的，但是需要研究来确定这些系统的有效性。远程康复也有其利弊。就其优势而言，如果家庭远程康复系统仅用于在患者治疗期间的监测和评估，则具有较高的成本效益。远程康复使严重疾病患者在家中进行物理治疗成为可能，而不必长途跋涉。就缺点而言，患者失去了与医生密切接触（面对面地互动）的机会。此外，对于每个患者，医生需要根据疾病类型优化远程治疗方案，但有时由于成本高而无法做到。

本部分对远程康复在不同领域的应用进行了评述，重点介绍了远程康复的优缺点。总之，远程康复是一个新的有趣的领域，但不幸的是，目前还没有标准的康复程序或治疗协议，不同的远程康复设备仅用于小范围的试点研究。未来我们还需要进一步开展基于患者的、大样本、多中心、高质量的随机对照研究，进一步评价新型康复技术的有效性、潜力、安全性和体验感等，为更多的脑卒中患者提供支持，使其获得更大的利益。另外，远程康复应对参与这些新形式干预的人员进行系统性培训，制定规范的操作流程，这可能更有利于康复结果的产生。

（孟　琳）

二、远程运动康复的临床实践

（一）远程运动康复平台系统

1. 远程运动康复设备

本研究使用百年旭康医疗器械有限公司自主研发的 iKcare@远程智能康复设备进行临床验证。该设备由硬件、软件及数据库管理系统三部分组成。硬件包括1个10英寸平板电脑、2个可穿戴微型传感器，以及平板电脑和传感器的充电器。平板电脑通过视频、音频的方式，指导患者完成对应的康复训练或评估动作。微型传感器重量仅60g，可通过绑带穿戴于患者的躯干和四肢，用于评估过程中患者肢体的运动捕捉，其内部包含中央处理器、三轴加速度传感器、三轴陀螺仪和三轴磁力计，可实现对患者肢体运动角度、角速度、加速度以及运动轨迹的实时追踪。软件包含患者端、医生端及家属端三个端口。患者端提供智能化运动训练系统和运动评估系统，内含222个运动训练动作及148个综合评估动作，可实现远程自动化康复评估及康复训练。医生端可远程监测患者的训练完成度及评估结果，并基于评估结果调整运动处方。家属端可与患者及医生进行实时短信通信，了解患者的恢复情况，参与患者的治疗过程，并监督、提醒、鼓励患者进行训练。数据库管理系统可后台监测并记录患者的训练情况、评估结果，并基于医生的指导信息进行运动处方的优化调整。

2. 智能化远程运动康复评估与训练

（1）评估运作流程。评估设备的硬件由用于运动捕捉的可穿戴双轴微传感器和一个 10 英寸的平板电脑共同组成。评估设备的软件总共包含 148 个综合评估动作，所有的评估由 3D 视频和音频指导完成，频率为每秒 16Hz。

本运动功能评估平台采用闭环运作模式，总共包括医生端、患者端、家属端三个连接端口。患者首先通过初次评估进入系统，医生在平台下载患者初次评估结果并根据结果制订相应的训练计划，训练计划和评估项目上传后，患者可以通过端口下载详细计划，执行并上传相应的训练和评估后，此闭环运作模式可循环进行。在此过程中，再次评估的结果可及时有效地帮助医生更新训练计划。与普通评估模式相比，本系统还纳入了人性化设计。通过家属端，患者家属可及时查阅训练结果，有效监督患者按时执行训练计划，同时家属端能编辑鼓励信息发送至患者端，提高患者训练的积极性，并有效促进患者康复。

（2）自动评估系统算法。本评估采用可穿戴双轴微传感器对受限关节的关节活动度进行评定，运动捕捉采用自主研发的隐马尔科夫模型和卡尔曼滤波混合算法。其中隐马尔科夫模型能很好地区分运动状态，卡尔曼滤波能有效评估关节角度，这两种方式的结合能对关节运动状态进行有效捕捉，并将其转换为量化数据。该算法还能根据概率对实际动作和标准动作的差异进行比较，为控制异常运动模式提供基础。其原理是通过对评定关节两侧的运动端和支撑端进行建模，计算测试关节的俯仰角、偏航角和滚动角，评估其与标准运动的轨迹、速度和角度的差异。通过上述计算过程，我们可以给关节评估一个量化的结果，此方法已被证明有效，以髋关节角度测量为例，详细计算方法如图 3-1 所示。

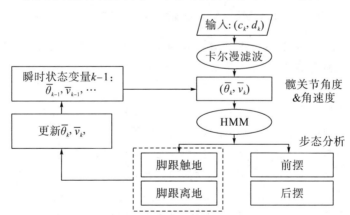

图 3-1　隐马尔科夫模型和卡尔曼滤波混合算法

（3）基于 Brunnstrom 分期的评估标准。本系统基于 Brunnstrom 分期，引入了 iK 分期体系。目前 Brunnstrom 分期在临床上被广泛应用于脑卒中患者的运动功能评估，其具有统一的评估方法且评估结果能准确反映患者的运动状态。iK 分期体系根据 Brunnstrom 分期的原则设计了 16 个评估动作（可根据实际评估的需要增加或减少）。在评估过程中，患者根据视频及音频指示，在正确部位佩戴好微型传感器并完成指定动作。系统会在此过程中记录患者肢体运动的原始数据，并从动作完成的角度、偏差方向及限定时间内的完成度三个维度自动给出被评估肢体的 iK 分期。图 3-2 从动作完成角度方面展示了肩关节、髋关节的 iK 分期评估简化流程图，其最终的评估结果需要结合其余两个维度进行综合考量。在医生端，本阶段的评估结果会自动呈现，如果医生想查看具体评估细节，可以点击"3D"按钮来观看评估复原动画。

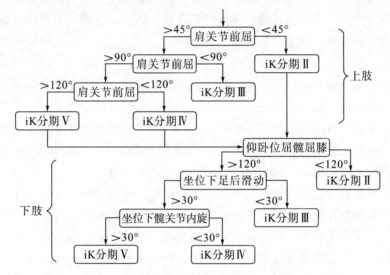

图 3-2 iK 分期评估简化流程图（以肩关节、髋关节为例）

iK 分期评估结果分为 5 期，分别与 Brunnstrom 分期结果对应，从身体结构和功能层面反映患者的运动状况。Brunnstrom 分期为 I 期和 II 期的患者几乎不能产生自主运动，使用该系统进行评估时，运动表现和评估结果相似，故这类患者的 iK 分期评估结果为 I 期或 II 期。iK 分期 III 期和 IV 期的运动表现分别与 Brunnstrom III 期和 IV 期对应。iK 分期 III 期对应共同运动阶段，此阶段患者的共同运动达到高峰，患侧肢体可充分进行屈肌共同运动和伸肌共同运动，在评估过程中能完成部分指定动作且会形成特有的异常运动模式。iK 分期 IV 期对应部分分离运动阶段，此阶段患侧痉挛开始减弱，出现部分分离运动，在评估过程中运动角度增大并逐渐脱离异常运动模式。iK 分期 V 期为运动表现的最高评级，处于此期的患者能完成难度较大的分离运动组合，该期与 Brunnstrom V 期和 VI 期对应。

为进一步研究 iK 分期评估的准确性，全国 16 个医疗中心开展了临床试验。

本研究依据入排标准共纳入 192 名脑卒中患者，其中男性 119 人，女性 73 人；患者年龄为（59.20±12.99）岁，发病时间为（93.09±139.34）天。我们分别对患者患侧上肢和下肢进行在线 iK 分期评估和人工 Brunnstrom 分期评估，评估人员均经过统一培训，按照规范化评估流程和评估标准进行评估。对评估结果采用 Kendall's tau－b 统计学方法进行有序分类变量的关联性分析，结果显示，iK 分期评估和 Brunnstrom 分期评估对脑卒中患者上肢（$r=0.69$，$P<0.01$）和下肢（$r=0.56$，$P<0.01$）的评估结果具有较强的正相关关系，且具有统计学意义。该结果提示，两种评估方法在反映脑卒中患者上、下肢运动功能方面具有一致性。

iK 分期评估经实践证明具有较好的可行性及有效性，且具有较高的准确性，可作为脑卒中患者远程康复的长期评估工具。该评估方法可在非人工参与的情况下快速、准确、自动地评估脑卒中患者的运动功能状态，且基于已采集的数字化运动处方和深度神经网络分析，可对评估结果进行智能化判定，并自动给出患者下一阶段的智能化运动处方。治疗师可远程定时监测患者的恢复状况和运动训练状况，在必要时可进行在线指导并调整运动处方。iK 分期评估和智能化结果判定可使远程康复在无人工参与的情况下长期有效地进行，延长患者门诊回访时间，有效减少医患双方负担。相比于其他远程评估方法，iK 分期评估具有极好的便利性和安全性。

（二）临床研究方法

1. 临床研究设计

该研究为大样本、多中心、随机对照研究，每个研究中心均采用计算机随机数字法将患者分为试验组和对照组。考虑到该远程设备的性质，不可能在分配和干预治疗时对脑卒中患者和治疗师采取盲法，只实现了统计及评价者的盲法。所有研究中心的研究者均参加了该研究的启动宣讲会，熟悉了该研究的方案设计并接受了 iKcare@ 远程智能康复设备的实操培训，保证每个研究中心使用设备的水平一致。试验开始前采集每例患者的一般资料，包括年龄、性别、教育水平、发病时间及病程、偏瘫侧、是门诊患者还是住院患者等。每例患者均在三个时间点（治疗前、治疗后 2 周、治疗后 4 周）使用 iKcare@ 远程智能康复设备进行 iK 分期的智能评估，在两个时间点（治疗前、治疗后 4 周）进行 Brunnstrom 分期和 Barthel 指数的人工评估，试验过程中记录不良事件，试验结束时进行医务人员使用设备满意度的评价。

本临床试验方案已经在中国临床试验注册中心网站注册（注册号：ChiCTR1800014825），已通过四川大学华西医院生物医学伦理审查委员会批准（批准号：ChiECRCT－20170357）。本研究的所有参与者都被告知研究目的并签署知情同意书。

2. 研究对象

（1）纳入标准：

1）符合脑卒中诊断标准；

2）存在肢体运动功能障碍且无重度认知功能障碍（MMSE>17 分）；

3）生命体征平稳；

4）知情同意，自愿受试，认知功能障碍和未成年人由监护者知情同意。

（2）排除标准：

1）生命体征不稳定（血压、心率等超出正常）；

2）合并严重的并发症（心、肝、肾、造血及代谢系统等存在不适宜运动康复的原发性疾病）；

3）不能配合（如昏迷）、严重认知功能障碍、完全性失语或感觉性失语等（MMSE<17 分）；

4）法律规定的残疾人（如盲、聋、哑），精神障碍及由其他原因引起的肢体、智力严重残疾影响到神经功能缺损评估者；

5）怀疑或确有酒精、药物滥用史，根据研究者的判断，具有降低入组可能性或使入组复杂化的其他病变；

6）正在参加其他临床试验可能影响最终评估结果；

7）过敏体质及对运动抗拒者。

3. 干预措施

患者随机分为试验组和对照组，分别予以不同的干预方式。试验组：（远程康复设备＋常规康复训练）×2 周；对照组：常规康复训练×2 周。常规康复训练包括：①物理因子治疗（电子生物反馈、偏振红外光等），≥20 分钟/次；②手法治疗，≥60 分钟/次；③作业治疗，≥30 分钟/次。1 天 1 次，每周≥5 次，连续治疗 2 周。试验组每天仅接受 30 分钟的手法治疗，并接受 30 分钟的 iKcare@远程智能康复设备训练，其余治疗与对照组相同。

4. 结局指标

（1）主要结局指标。

1）iK 分期的设计基于 Brunnstrom 分期。该系统验证研究显示，iK 分期与 Brunnstrom 分期具有较好的相关性。不同于 Brunnstrom 分期，iK 分期包括两个纬度，分别用于评估上肢（iK-U）和下肢（iK-L）的运动功能。

2）Brunnstrom 分期（BRS）是最早的半定量评估方法，是在 20 世纪 70 年代由瑞典物理治疗师 Signe Brunnstrom 提出的，旨在描述脑卒中后偏瘫患者肢体运动功能的恢复顺序。BRS 包含三个纬度，分别用于评估上肢（BRS-U）、手（BRS-H）和下肢（BRS-L）的运动功能。每个维度都按照6级分类法进行评级，这三个维度共同代表患者的整体运动功能，评级水平越高代表运动功能越精细，越接近正常状态。临床医生根据患者的痉挛状态和运动情况对患者进行分级。已有的研究表明，BRS具有较高的Rasch可靠性，以及良好的项目间评估者和评估者内部可靠性，可用于一致且精确地评估脑卒中后运动功能，在临床实践和临床研究中均显示有用。

（2）次要结局指标。

1）日常生活活动能力：本试验采用Barthel指数（BI）来显示患者的日常生活活动能力，包括上下楼梯、平地行走、穿衣、修饰、大小便控制、如厕、转移、洗澡等，共10个项目，总分为100分。BI得分≤40分，属于重度依赖，全部需要他人照护；得分41~60分，属于中度依赖，大部分需要他人照护；得分61~99分，属于轻度依赖，少部分需要他人照护；得分100分，无需他人照护。患者的分数越高，自理能力越强，越不需要他人照护，反之越差。

2）医务人员满意度：本研究采用团队自制的满意度调查问卷，共包括14个条目，分为4个维度：硬件设备、软件设计、患者的参与度、总体运行状态。各个条目的记分方法采用Likert五级法，其中非常不满意为1分，不满意为2分，一般为3分，满意为4分，非常满意为5分，得分越高，满意度越高。

3）不良事件：不良事件是指受试者在参与研究过程中出现的任何不良医疗事件，包括任何与受试者参与研究有关的异常生命体征、症状或疾病（如跌倒、骨折、复发性脑卒中或其他严重不良事件），无论是否被认为与受试者参与研究有关。研究者将监测并报告从试验开始到4周期间的任何受试者发生的所有轻微或严重不良事件。观察到不良事件者将报告以下内容：发生日期、给予的治疗/措施、结果以及受试者对不良事件是否与干预活动有关的意见。

5. 统计学分析

一般资料使用描述性统计。统计学检验为双侧，$P<0.05$为差异有统计学意义。采用Kolmogorov Smirnov Test（KS-test）对每组资料进行正态性检验。符合正态分布的计量资料均以（均数±标准差）（$x\pm s$）表示，计数资料均以百分比表示；非正态分布的计量资料采用中位数、四分位数表示。

采用意向性分析（ITT）的方法对变量进行分析，使用基线或者末次记录数据进行失访患者缺失数据的填补，可保守认为患者在干预前后没有变化。对于组间基线分析，连续性资料采用独立样本t检验，对分类资料采用皮尔森卡方检验或Fisher精确检验。正态分布的两独立样本采用t检验，非正态分布的两独立样本采用Mann-whitney u检验。

（王静静　赵科洪）

三、远程运动康复的研究发现

(一) 研究结果

1. 一般资料比较

符合纳入标准的患者来自 15 家医院，其中 10 例失访，4 例完成初次评估后拒绝继续治疗。最终对 118 例患者（对照组 59 例，试验组 59 例）进行意向性分析。对两组患者基线特征进行统计学分析，结果显示治疗前两组患者的性别、年龄、发病时间、患侧、Brunnstrom 分期、iK 分期、医院等级、患者来源（住院/门诊）均无统计学差异（$P>0.05$），具有可比性。试验组和对照组的疾病类型（脑梗死或脑出血）、BI 差异有统计学意义（$P<0.05$）。

2. 结局指标

(1) iK 分期。对试验组和对照组患者在治疗前、治疗后 2 周、治疗后 4 周的 iK 分期的变化进行统计学分析。结果显示，无论是试验组还是对照组，患者上、下肢的 iK 分期在治疗后 2 周、治疗后 4 周的差异均无统计学意义。试验组治疗前后（2 周－基线）差异无统计学意义，$P=0.361$；试验组治疗前后（4 周－基线）差异无统计学意义，$P=0.246$；试验组治疗前后（4 周－2 周）差异无统计学意义，$P=0.775$。对照组治疗前后（2 周－基线）差异无统计学意义，$P=0.213$；对照组治疗前后（4 周－基线）差异无统计学意义，$P=0.163$；对照组治疗前后（4 周－2 周）差异无统计学意义，$P=0.867$。

(2) Brunnstrom 分期。在治疗后 4 周，试验组和对照组的 Brunnstrom 分期（BRS－U 和 BRS－L）较基线值相比均有增加。其中试验组患者的上肢分期在治疗后差异无统计学意义，下肢分期在治疗后差异有统计学意义（$P_{BRS-U}=0.189>0.05$，$P_{BRS-L}=0.003<0.05$）；对照组患者的上肢分期差异有统计学意义，下肢分期差异有统计学意义（$P_{BRS-U}=0.033<0.05$，$P_{BRS-L}=0.023<0.05$）（组间比较）。但是在治疗后 4 周，比较试验组和对照组的 Brunnstrom 分期（BRS－U 和 BRS－L），上肢的差异无统计学意义（$P_{BRS-U}=0.651>0.05$），下肢的差异无统计学意义（$P_{BRS-L}=0.386>0.05$）。也就是说，试验组和对照组治疗 4 周后上肢及下肢的 Brunnstrom 分期效果是相等的。研究流程图见图 3－3。不同时间点 Brunnstrom 分期的变化见图 3－4。

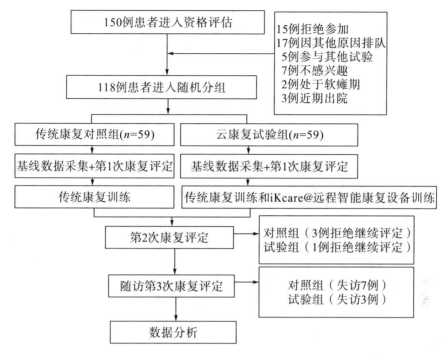

图 3-3　研究流程图

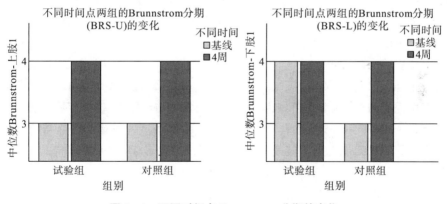

图 3-4　不同时间点 Brunnstrom 分期的变化

（3）Barthel 指数（BI）。试验组和对照组在治疗前、治疗后 4 周的 BI 提高，差异有统计学意义，但组间比较差异无统计学意义。不同时间点两组 BI 的变化见图 3-5。

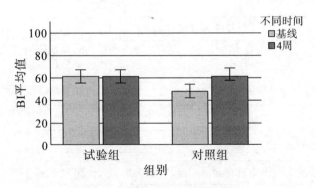

图 3-5　不同时间点两组 BI 的变化

　　试验组和对照组组间比较，两组的 BI 在治疗前和治疗后 4 周时，差异均有统计学意义（$P_{基线}=0.01$，$P_{4周}=0.01$）。两组上肢的 Brunnstrom 分期在每个治疗时间点的差异均无统计学意义（$P_{基线}=0.289$，$P_{4周}=0.651$）。两组下肢的 Brunnstrom 分期在每个治疗时间点的差异均无统计学意义（$P_{基线}=0.764$，$P_{4周}=0.386$）。两组上肢的 iK 分期在每个治疗时间点的差异均无统计学意义（$P_{基线}=0.319$，$P_{2周}=0.505$，$P_{4周}=0.461$）。两组下肢的 iK 分期在每个治疗时间点的差异均无统计学意义（$P_{基线}=0.464$，$P_{2周}=0.613$，$P_{4周}=0.258$）。综上所述，试验组和对照组的 BRS 和 iK 分期在各个治疗时间点的差异均无统计学意义，即试验组与对照组在改善患者运动功能方面效果无差异，使用该远程智能康复设备或可以成为脑卒中患者居家康复的一种选择。

　　以试验组医院等级（三甲、非三甲）进行亚组分析，使用该远程智能康复设备进行干预。①对于不同等级医院（三甲、非三甲）患者 Brunnstrom 分期的影响：三甲亚组与非三甲亚组的患者在使用该远程智能康复设备治疗后上肢和下肢的 Brunnstrom 分期差异无统计学意义。这表明使用该远程智能康复智能设备对改善不同等级医院患者的上肢及下肢的 Brunnstrom 分期的效果相同。②对于不同等级医院（三甲、非三甲）患者 iK 分期的影响：三甲亚组与非三甲亚组的患者在同一治疗时间点上肢的 iK 分期差异无统计学意义。这表明该远程智能康复设备对改善不同等级医院患者上肢的 iK 分期的效果相同。但是三甲亚组与非三甲亚组患者的下肢 iK 分期在治疗后 2 周和 4 周，差异均有统计学意义。③对于不同等级医院（三甲、非三甲）患者 BI 的影响：三甲亚组与非三甲亚组患者的 BI 差异无统计学意义。这表明该远程智能康复设备对改善不同等级医院患者日常生活活动能力的效果相同。综上所述，该远程智能康复设备的外推性好，不受医院等级及治疗人员专业水平的影响。

　　以试验组患者脑卒中类型（脑梗死/脑出血）进行亚组分析，使用该远程智能康复设备进行干预。①对患者 Brunnstrom 分期的影响：脑梗死亚组与脑出血亚组的患者在干预后上肢和下肢的 Brunnstrom 分期差异无统计学意义。这表明该远程智能康复设备对改善不同脑卒中类型的患者上肢及下肢的 Brunnstrom 分期的效果相同。②对患者 iK 分期的影响：脑梗死亚组与脑出血亚组的患者在同一治疗时间点上肢及下肢的 iK 分期差异无统计学意义。这表明该远程智能康复设备对改善不同脑卒中类型的患者上肢及下肢的 iK 分期的效果相同。③对患者 BI 的影响：脑梗死亚组与脑出血亚组的患者的 BI 差异无统计学意义。这说明该远程智能康复设备对改善不同类型脑卒中患者的上、下肢运动功能的效果相同，不受疾病类型的影响。

　　根据试验组患者的病程（以 3 个月时间为界限）进行亚组分析，使用该远程智能康复设备干预。①对患者 Brunnstrom 分期的影响：短病程亚组与长病程亚组的患者在干预后上肢和下肢的 Brunnstrom 分期差异无统计学意义。这表明该远程智能康复设备对改善不同病程患者肢体的 Brunnstrom 分期的效果相同。②对患者 iK 分期的影响：短病程亚组与长病程亚组的患者在干预 4 周后，上肢的 iK 分期差异有统计学意义（$P=0.048<0.05$）。这表明该远程智能康复设备对改善病程较短患者的上肢 iK 分期效果更好。短病程亚组与长病程亚组的患者在同一治疗时间点下肢的 iK 分期的差异无统计学意义。这表明该远程智能康复设备对改善不同病程患者下肢的 iK 分期的效果相同。③对患者 BI 的影响：短病程亚组与长病程亚组患者的 BI 差异无统计学意义。这说明该远程智能康复设备对改善不同病程患者日常生活活动能力的效果相同，不受病程长短的影响。

　　（4）医务人员满意度。本调查问卷回收 88 份，结果显示，医务人员对远程智能康复设备使用的满意度评价的分值最高为 3.87，最低为 3.33。各个维度比较，得分最高的维度是软件设计，得分最低的维度是患者参与的主动性。

　　（5）不良事件。所有患者使用远程智能康复设备治疗时均未发生跌倒、骨折、复发性脑卒中或其他严重不良事件。试验组和对照组在本研究的 4 周内出现的不良事件记录为 0。

　　（二）讨论

　　我们设计了一款基于深度神经网络和国家脑血管康复医学数据平台数据的脑卒中偏瘫患者运动评定和训练的远程智能康复设备，并验证了该设备对改善患者运动功能及日常生活活动能力等的有效性。结果显示，和常规康复治疗相比，该远程智能康复设备可以提高患者的肢体功能。并且，功能改善在 1 个月后随访时仍然持续存在。

　　1. 对患者运动功能的作用

　　脑卒中幸存者遗留不同程度的肢体活动障碍，除了给家庭和社会造成巨大的经济负担，也严重影响患者的日常生活活动能力和生活质量。临床康复治疗过程中，多使用 Brunnstrom 分期来评估患者上、下肢运动功能的恢复情况，Brunnstrom 分期越高，认为该患者肢体运动功能恢复情况越好。随着信息技术的发展，越来越多的基于家庭的脑卒中康复技术的研究先后被报道。一些研究认为，这些脑卒中远程康复技术，在提高患者的运动功能方面与对照组的差异并无统计学意义。而 Paul L 等的研究表明，随着时间的推移，远程康复干预组与对照组相比，运动功能有显著的改善。Choi 等的研究表明，试验组在接受基于手机或平板电脑的虚拟现实系统为期 2 周的干预后，相比于对照组，在改善患者上肢的 Brunnstrom 分期上，差异有统计学意义，这与我们的研究结果不同，可能原因是上肢活动的设计融入虚拟现实技术会使训练更加具有趣味性，患者参与的主动性及积极性不同也会影响训练效果。本研究结果显示，试验组和对照组患者的上肢及下肢 Brunnstrom 分期在进行为期 2 周的干预后，随访 2 周后发现两组组间差异无统计学意义，基于此，可以推测，试验组的干预似乎与对照组的一样加速了康复。在试验组中，上肢 Brunnstrom 分期组内差异无统计学意义，导致这个结果的因素可能包括个性化的运动处方、医生端的密切监督和指导、家庭端的支持等。

除此之外，本研究采用 iK 分期来实现脑卒中患者运动功能的自主评估，此过程可以不依赖专业的康复人员，以视频及语音提示来指导患者选择与完成评估动作，然后系统根据患者每个评估动作的完成情况，自动生成患者的 iK 分期。研究显示，无论是试验组还是对照组，患者上、下肢的 iK 分期在治疗前后差异无统计学意义，可能原因是：①干预和随访时间均太短；②相较于 Brunnstrom 分期，iK 分期对患者运动功能变化的分期较粗大，不能识别较小程度的运动功能的变化。

2. 对患者日常生活活动能力的作用

现有基于远程智能康复设备的相关研究表明，试验组和对照组在接受 2 周～3 个月的干预后，两组的日常生活活动能力均较试验前改善，但是两组之间的差异并无统计学意义。也就是说，使用此类设备在提高患者日常生活活动能力方面并不优于传统的康复治疗，但是不失为一种传统康复治疗的替代方式。本研究结果显示，在干预 2 周并随访 2 周后，试验组和对照组的 BI 较基线值均有改善。但是在 4 周后，比较试验组和对照组的 BI 差异无统计学意义，这与既往研究结果相同，尽管采用了不同的远程康复方式或设备。但是 2012 年 Chaiyawat 等的研究表明，试验组和对照组在接受 6 个月的干预，2 年后随访时，试验组和对照组患者的 BI 明显提高，且差异有显著的统计学意义。造成研究结果不同的可能原因是本研究的干预时间和随访时间均太短。

3. 医务人员满意度

在研究过程中，我们团队设计了一份医务人员使用远程智能康复设备满意度调查问卷。调查结果表明，医务人员对软件设计方面的满意度较高，如训练动作示范、语音提示、文字说明、动作设计、处方推送以及 3D 模拟训练视频。语音提示包括患者与家属、患者与医生、家庭成员与医生之间的信息沟通，家属端 APP 除了监督、提醒患者准时参与训练，还可以实时通信，发送鼓励、问候短信。患者大多时间生活在家庭中，因此该远程智能康复设备需要同时被患者和家庭成员所接受。远程智能康复设备的设计体现了人性化、情感化。除此之外，3D 动画作为可视化工具为医生提供患者运动训练时每个动作的模拟视频，最大限度地减少了远程软件结果对患者实际情况解释不当造成的信息不对称，方便医生更好地指导和制订下一步训练方案。

4. 不良事件

近年来，关于基于家庭的脑卒中远程康复设备的研究均未报道不良事件。这可能与试验时间短、纳入研究的患者少等因素相关。其中样本量最大的是 240 例（试验组 117 人），随访时间最长的是 7 个月。本研究时间较短，安全性较好，未报告不良事件。在本研究前期，关于设备安全性和用户体验的研究同样未报告不良事件。但是，对远程康复设备的安全性问题仍然要重视。

5. 创新点

（1）目前国内关于脑卒中患者的家庭远程智能康复治疗的研究较少。Chen J 等构建了一个远程监督康复训练系统，但无法完成自动化康复评估。

（2）该 iKcare@ 远程智能康复设备的评估系统及运动分级标准为自主研发，区别于其他基于家庭的脑卒中远程康复设备的评估方法，可实现设备智能自动评估，不依赖专业的医务人员，实现了治疗与评估的双远程，为国内首创。

（3）该设备轻巧便携、易于穿戴、操作简单，在脑卒中患者的治疗与评估中不受治疗时间、治疗地点、治疗人员的限制，可实现较好的疗效控制，在节约医疗资源的同时，或可满足脑卒中患者对康复治疗的长期需求。

（4）根据试验组的患者疾病类型、就诊医院等级及病程进行了亚组分组。远程康复治疗的推广具有可行性。

6. 局限性

（1）考虑到大多数脑卒中患者的功能恢复在发病后 6~12 个月达到高峰，干预的持续时间可能较短。另外，尽管我们进行了为期 1 个月的随访，但是更长时间的随访对明确干预疗效的维持是至关重要的。此外，试验中我们严格匹配试验组和对照组的治疗时间，但是对于治疗后到随访结束这段时间的治疗我们是无法控制的。

（2）没有对受试者采用盲法。

（3）没有设置空白对照组、远程康复训练组，这使得我们很难评价该设备的干预对功能结果改善的重要性。

（4）本研究没有收集到详细的、可量化比较的费用相关信息，比如康复住院或门诊治疗费用、交通费用、网络服务费用、住宿费用等，这些限制了我们对成本效益的评价，而费用对于远程康复的实现是至关重要的因素。但是可以肯定的是，它可能通过减少脑卒中患者和照护者的往返时间和旅行相关费用来降低康复治疗的成本。

（5）试验中对于更加详细的关节活动度、角速度等动力学数据是未统计的，而这些数据对提供时间及空间上更加精细化的运动处方及策略是很有帮助的。

（三）结论

本研究发现，iKcare@远程智能康复设备可以改善患者的上、下肢运动功能及日常生活活动能力，在使用上短期内安全性较好，易于穿戴使用，不受教育水平和专业能力的限制。它具有较高的使用满意度，或许可作为脑卒中患者在家中进行康复治疗的一个新策略。

（王静静　赵科洪）

第四章　远程认知康复的现状、临床实践和研究发现

一、远程认知康复的现状

(一) 背景及目标

1. 背景

(1) 脑卒中是中枢神经系统的常见疾病,是危及人类生命的重大疾病,具有发病率高、致残率高、病死率高、复发率高的特点。脑卒中是中国居民死亡的第一位原因,已成为严重的公共卫生问题。75%的脑卒中患者遗留有不同程度的功能障碍,包括运动功能障碍、言语障碍、认知功能障碍,其中超过50%的患者存在认知功能障碍。

脑卒中后认知功能障碍是指在脑卒中后出现的一系列认知损害综合征,过往无认知功能障碍而脑卒中后6个月内,在执行功能/注意力、记忆、语言能力、视空间能力4个认知区域中出现至少1个认知区域功能下降或损害。认知功能障碍主要表现为记忆障碍、注意障碍、执行功能障碍及空间忽略等,损害程度不同,有时还表现有精神行为异常。认知功能障碍会影响患者运动、言语、日常生活活动能力的康复,加重患者的功能残疾,导致患者的工作、社交生活受损,甚至会严重影响患者的生活质量及存活时间,造成严重的家庭、社会负担。

(2) 治疗师数量严重不足。经证实,康复治疗能有效地降低脑卒中致残率。脑卒中患者认知康复是认知功能再学习的过程,常采用恢复性和代偿性的方法作为治疗手段,主要采用传统方法,即治疗师以"一对一"、面对面的形式对患者进行认知康复训练。但有数据显示,我国康复医学处于起步阶段,治疗师的数量严重不足,与其他国家存在较大的差距。

(3) 医疗资源分布不均匀。我国医疗资源分布不均,社区基层医院技术力量薄弱,从业人员缺乏认知功能障碍评估和治疗的临床经验,不能提供同质化的治疗。

(4) 医疗成本高。据统计,我国每年有接近400亿元用于脑卒中患者的治疗与照顾,给家庭和社会造成极大的负担。有研究显示,约2/3的脑卒中患者在急

性期后选择出院回家，终止了康复治疗。同时，调查结果显示，农村地区脑卒中患病率高于城市。患者受医院距离遥远、交通不便、治疗费用高等因素影响，无法保证康复治疗的连续性，错过最佳干预康复时机，产生误用、废用等问题。

2. 目标

（1）弥补传统康复治疗的局限性，保证患者康复治疗的连续性，满足患者的康复需求并转化为康复效果。

（2）提高患者的主动性。

（3）节省费用，减少家庭和社会的负担，促进全民参与脑卒中康复治疗。

（4）利用互联网平台提供同质化的评估与治疗，不同层次人员均可接受网络指导，规范治疗。

（二）研究方法

近年来，随着计算机、互联网和无线通信等技术的发展，远程认知康复作为一种新的康复治疗方式在临床中被研究并应用。远程认知康复在既往传统康复治疗的基础上结合了大数据及云计算技术，能够提供基于云平台的综合康复服务。现在的远程认知康复往往包含人工智能因素，如数据的自动处理、核心算法的研发等。

1. 远程认知康复

远程认知康复实际上是电脑辅助的认知康复在空间上的延伸，即通过网站或软件提供认知康复训练，建立人机交互模式以及信息交流和诊疗服务网络，为患者提供治疗处方，保证患者在院外继续进行认知康复训练，让患者真正地回归家庭与社会。其标志性公式是"互联网＋康复医学"，由医务人员主导进行即时通信指导。

（1）信息交流。过去远程医患之间使用固定电话、移动电话进行信息交流，如 Saywell 等使用移动电话收集患者的信息，增强社区远程康复的作用，对脑卒中患者的身体功能恢复有积极的作用。随着互联网、计算机多媒体、智能手机移动终端的快速发展，远程医患之间可使用电子邮件、社交媒体、网络留言、网络实时视频、图像传送、录像传送、可穿戴传感器等多种渠道进行信息交流，医疗人员可以对患者进行远程评估、指导及监督训练。

（2）远程认知康复的分类。

1）电脑辅助认知康复：可以根据患者认知功能障碍所涉及的领域提供适合的康复方案，并根据患者的训练情况提供即时的视觉、听觉及个性化的反馈信息，从而整合患者的需求及治疗情况，设定合适的进度安排，以增强患者参与治疗的积极性。De Luca 等研究的神经生理学测试显示，与只接受传统康复治疗的对照组相比，经过电脑辅助认知康复后的脑损伤患者在视觉注意、记忆力等方面有明显改善，表明电脑辅助认知康复是优化脑损伤后康复结果的一种有效方法。

2）虚拟现实：虚拟现实是将计算机硬件和软件交互处理的一项创新技术，具有沉浸、交互、想象的特点，可以让患者体验计算机生成的与现实世界相似的虚拟环境，置身其中并与之交互，模拟日常生活中过于危险而无法在现实生活中进行的一些训练，如模拟在交通路口的情境中训练注意力，还可以为患者提供一系列潜在的好处，如即时反馈、有趣而引人入胜的体验等，有助于患者积极主动完成训练任务。有研究表明，脑组织具有可塑性，存在突触再联系，可通过康复训练来改变和增强脑认知功能及其生理结构，在虚拟现实的康复过程中，中枢神经系统会收到增加的反馈信号，从而引起神经可塑性的深刻变化，这也是认知功能恢复的原因。Torrisi 等将 40 例脑卒中后认知功能障碍患者随机分为两组并进行 6 个月的研究。研究共分成两个阶段。在第 1 阶段，试验组使用虚拟现实康复系统进行认知康复训练，对照组接受传统康复训练；在第 2 阶段（出院后），试验组使用虚拟现实康复系统家用平板电脑进行治疗，且治疗师通过视频会议监测患者在家中康复的进度，对照组继续采用传统康复训练，对比治疗前后蒙特利尔总体认知评估、注意矩阵、跟踪制作测验 B、音素流利度、语义流利度、Rey 听觉语言学习测验、汉密尔顿焦虑量表、汉密尔顿抑郁量表，发现接受虚拟现实康复系统训练的患者的整体认知水平以及注意力、记忆和语言能力有了明显改善，同时患者的焦虑水平明显降低。

3）人工智能：人工智能是能模拟人类智能活动的智能系统或者智能机器，包括人工智能平台、机器学习、智能识别等内容，近年来广泛应用于医学。近年来，远程认知康复受到重视并逐步向智能化方向发展。目前备受关注的六六脑®脑康复云平台就是基于人工智能构建的。它是基于神经科学和互联网及物联网技术的脑康复云平台，具有精准、智能、高效的特点，包括医院医生端、社区家庭患者端、在线康复评估与训练系统。它可以将传统纸笔测试数字化，自动统计得分并打印报告，医疗联合体可联网操作，从而提升诊断效率；可以基于病史、大数据、训练成绩和神经网络模型，每日自动调节训练参数，实时辅助制订个体化认知训练方案；可以支持医生远程调整方案，实时查看训练记录及成绩，支持患者及照护者自助康复、一对多康复、居家康复。刘锐芬等的研究表明，基于六六脑®脑康复云平台的计算机辅助认知训练对提高认知功能、日常生活活动能力和独立能力有明显的积极作用。胡艳群等研究表明，基于六六脑®脑康复云平台的自适应认知训练可以有效提高患者的认知功能，改善患者的生活质量。

（3）安全保障。

1）首先要拥有一个稳定的宽带或移动网络，避免医生端和患者端的联系中断，保障远程认知康复正常开展及安全。

2）因患者存在不同程度的认知功能障碍，在线操作训练软件的用户界面要易于操作，可以在患者端安装使用说明的视频，以便于患者及家属观看学习。

3）当今网络技术发展迅速，要注意保证患者的信息安全、隐私安全。

2. 云康复

云康复是一整套智能化远程认知康复辅助体系的简称，其形象公式可以标注为"人工智能＋互联网＋康复医学"，可以自动评分、自动诊断、自动推荐治疗处方、自动调整治疗难度和进度，所推荐的处方＝既往收集的数据库＋算法＋深度神经网络。与既往的远程医疗模式不同，云康复是一种以智能化远程设备为主导、医务工作者灵活参与的新模式。云康复包含既往患者的治疗数据（大数据）、康复医学技术提炼（协定处方）和人工智能的成熟运用（深度神经网络）等内容，融合了互联网、大数据、云计算等技术，集多种服务于一体。其利用互联网对各类康复数据进行整合、统计及共享，可实现医院、社区和家庭互通互联，改善传统康复服务模式，提高康复服务效率。利用大数据对各类康复数据进行挖掘分析，可在康复需求评估、康复服务决策、康复资源管理、康复过程监控等方面发挥重要作用。云计算则将资源虚拟化，统一存储于互联网的"云端"，从而建成大型数字化康复云资源库，突破时空限制实现资源的共享。云康复更强调模块化、循证证据和数据库的充分利用，将个体导致的失误性操作风险降到最低。同时，随着以云计算为主的"云智慧"的智能化程度逐步提高，医务人员可从既往参与的重复性工作中解放出来，而更多地关注创造性工作。

（三）结果

目前有研究证实远程认知康复在脑卒中患者认知功能评估与治疗方面的有效性。Fredrickson 等的研究表明，计算机化认知测验对认知损伤和认知变化敏感，对认知功能的重复评估具有良好的可接受性、有效性和稳定性。也有研究表明，电子化神经心理测评和传统神经心理测评具有正相关性。DeVen V 等的研究表明，基于计算机的认知灵活性训练对脑卒中患者执行功能的恢复有积极的作用。Hill 等对 17 项随机对照研究结果进行 Meta 分析，发现基于神经网络科学的计算机认知训练可以有效改善轻度认知功能障碍患者的认知功能（尤其是工作记忆、注意力、学习、记忆）和精神健康状态。Zhou 等将语言和认知训练与远程康复相结合，对 40 例脑卒中后失语患者进行研究，结果表明，无论是住院患者还是出院患者，远程康复训练比常规干预更有效地促进康复，即使是偏远地区，这个程序也能正常工作。陈静等对 44 例脑卒中患者进行远程家庭康复，观察患者的运动、认知以及平衡能力，该研究表明，远程家庭康复的应用能显著改善脑卒中患者的运动、认知以及平衡能力，且其疗效与门诊康复的疗效相近。高明明等使用"认知康复诊疗系统远程康复版"对脑损伤后记忆障碍患者进行治疗，在训练内容相同的前提下，远程认知康复训练可明显改善患者的记忆功能，疗效与本地训练模式相近，但患者不受训练场地、时间的限制，且患者可进行一天多次的强化训练。Cotelli 等对 14 篇文章进行系统评价，结果表明，远程认知康复具有与传统的面对面认知康复相当的作用，但远程认知康复的有效性的可用证据有限，证据质量需要提高。

（四）结论

1. 问题

（1）远程认知康复作为一种新型康复技术，目前大多数研究为小样本研究，缺乏大样本、多中心、高质量的随机双盲对照临床试验研究，这在一定程度上导致该新型康复技术的推广受到限制。

（2）能够整合运动功能及认知功能康复的远程康复设备较少。

（3）认知功能障碍会影响不同的领域，受脑卒中的类型和病变部位、发病时间、年龄和使用的诊断工具等因素影响，目前远程认知康复未涉及认知功能障碍的所有领域。

（4）远程认知康复的研究对象往往为脑卒中后轻、中度认知功能障碍的患者，未涉及重度认知功能障碍的患者。

（5）尽管有研究显示远程康复能节省医疗费用，损耗率低，但患者需要支付的计算机设备费用、网络服务费用、技术专利费用等目前并未纳入医保报销的项目，患者仍倾向于选择传统的面对面的认知康复指导形式。

（6）远程认知康复的开展，尚缺少明确的临床使用指南及规范性指导。

（7）从临床研究上观察，远程认知康复针对不同人群患者的疗效有差异，影响疗效的因素可能是多方面的，如患者的年龄、性别、婚姻状况、文化程度、经济水平、吸烟饮酒史、基础病史（如高血压、糖尿病、高脂血症）、病程、脑损伤部位及病灶大小、所属医院级别等。以上因素可能对结果的论证强度造成一定影响。

（8）现有的研究主要关注新技术的改进和有效性，而较少关注新技术的安全性和作用机制。

2. 前景

随着我国互联网及手机等的发展，人工智能、大数据、云计算等科技领域快速发展，医疗体制改革，医疗技术创新，基于云平台的脑卒中云康复必将获得良好的发展机遇，成为康复领域最重要的成果。

（牟　进）

二、远程认知康复的临床实践

(一) 研究对象

(1) 纳入标准：①符合《中国脑血管疾病分类2015》诊断标准的脑卒中患者；②经过颅脑CT或MRI证实存在脑卒中（脑出血或脑梗死）；③存在轻、中度认知功能障碍，简易智力状态评估量表（MMSE）得分：10分＜MMSE＜27分；④生命体征平稳（心率、血压、呼吸、体温、血氧饱和度）；⑤知情同意，自愿参与：未成年人由监护者知情同意，患者本人或家属签署书面知情同意书；⑥文化程度：小学及以上。

(2) 排除标准：①生命体征不稳定（血压、心率等超出正常）；②严重并发症：合并严重的已经诊断的心、肝、肾以及造血、代谢系统等的不适宜运动康复的原发性疾病；③无法主动配合康复训练：昏迷、严重认知功能障碍、完全性失语或感觉性失语等（MMSE≤10分）；④残疾影响评价：盲、聋、哑，精神障碍及由其他原因引起的智力严重残疾影响到神经功能缺损评价；⑤其他疾病导致降低入组可能性或使入组复杂化；⑥正在参加其他实验：同时参加其他临床试验可能影响最终评估结果。

(3) 退出标准：①主动退出；②病情加重或再发脑卒中；③无法遵医嘱执行康复治疗。

(二) 研究设计

(1) 分组方法：本研究为多中心随机对照试验（Randomized Controlled Trials，RCTs），所有参与者的随机化采用随机数字表法进行，将全部纳入的病例对应数字表，奇数分配进入试验组，偶数分配进入对照组。选取2018年10月—2019年10月全国14家医院诊治的首次发病的脑卒中患者共68例，其中试验组34例，对照组34例。

(2) 盲法：由于无法对研究对象和治疗师采取盲法，本研究对统计者及评价者采取盲法。所有参与单位的研究者均参加了该随机对照临床试验的宣讲及培训会议，熟悉研究方案，所有研究者接受了六六脑®脑康复云平台的统一实操培训，以保证研究者在使用该训练软件时操作水平的一致性。纳入患者后采集患者一般资料，并分别在治疗前、治疗2周后、随访2周后使用六六脑®脑康复云平台进行认知功能智能评估，记录试验过程中不良事件的发生并进行处置，技术路线图见图4-1。

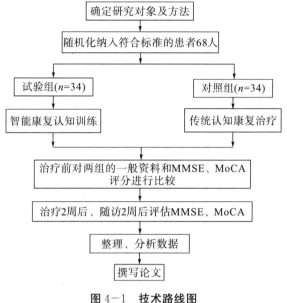

图 4-1　技术路线图

（3）注册与伦理：临床试验方案已在中国临床试验注册中心网站注册（注册号：ChiCTR1800014825）。本研究已获四川大学华西医院生物医学伦理审查委员会批准（批准文号：ChiECRCT-20170357）。所有患者及家属均被告知本研究的试验目的及方法，并签署知情同意书。

（4）样本量的确定：指定两组均数比较，根据假设检验公式，其中两组样本量相等，得 $N=2\left[\left(Z_{1-\alpha/2}+Z_{1-\beta}\right)\sigma/\delta\right]^2$，取 $\alpha=0.05$，把握度 $1-\beta=0.9$，查阅相关文献，取两组样本均数差值 $\delta=2$，标准差 $\sigma=1.5$，代入公式计算出共需样本量 54 例，考虑到研究过程中可能存在 20% 的样本失访率，最终计算样本量为 65 例，实际经筛查共纳入 68 例脑卒中后认知功能障碍患者并收集资料，其中试验组 34 例，对照组 34 例。

（三）试验器材

本研究所用的智能康复认知训练系统为南京智精灵教育科技有限公司提供的六六脑®脑康复云平台，它以认知神经科学、神经心理学和大脑可塑性研究为基础，利用计算机和网络技术为认知功能障碍患者提供康复服务。它可提供个性化的康复评估和治疗，完善传统的"一对一"康复模式。此外，通过患者的评估得分和大数据计算，六六脑®脑康复云平台可以智能地为患者提供最合适的培训方法和难度。整个过程可以由康复人员监督，并进行个性化的培训方案设计，其特点及优势详见图 4-2。六六脑®脑康复云平台涉及的认知量表包括认知功能评估量表、语音语言评估量表、心理健康与社会量表、日常生活活动能力量表等临床常用的 49 个评估量表。其配置了 161 种不同认知域的训练游戏，利用不同方法有针对性地进行训练，智能推送，智能调整适宜程度。详见图4-3、图4-4。

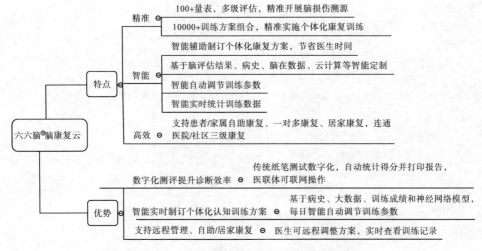

图4-2　六六脑®脑康复云平台的特点及优势

在线脑功能评估

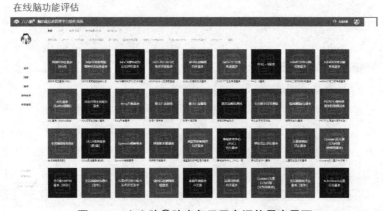

图4-3　六六脑®脑康复云平台评估量表界面

在线康复训练

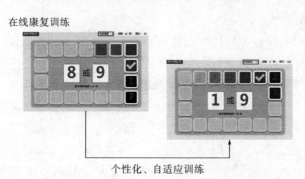

个性化、自适应训练

图4-4　六六脑®脑康复云平台认知训练界面

（四）治疗方法

两组患者均根据其具体病情给予相应的药物治疗（调节血糖、血脂、血压，营养神经，改善微循环等），并且给予常规康复治疗。对照组给予传统认知康复治疗，试验组在其基础上加用智能康复认知训练。

（1）常规康复治疗包括针对运动功能、心肺功能、吞咽功能、日常生活活动能力等的综合康复治疗。

（2）传统认知康复治疗。

1）注意力训练。①视觉跟踪训练：要求患者在头部固定的情况下，双眼注视前方移动的物体或指定颜色的灯光，减少视觉跳漏。②猜测游戏：要求患者明确小球颜色，分别用 2 或 3 个不同的透明水杯盖住小球，嘱患者回答小球颜色及所在水杯，再将透明水杯换为纸杯，再次进行以上训练，逐渐增加小球数量及颜色以增加难度。③删除游戏：要求患者读出不同颜色的连续数字至 200，按要求删除带有指定数字或颜色的数字。

2）记忆力训练。①短文复述：根据患者教育背景提供一段简单短文，在规定时间内要求患者背诵复述。②背数字、倒背数字：为患者提供 5~8 位数字，要求患者在规定时间内背出；为患者提供 3~5 位数字，要求患者在规定时间内倒背数字，错误时立即停止并纠正。③图片记忆：提供 9 张照片，分别告知患者照片中人物姓名、地点等信息，要求患者在不同间隔时间记忆后回答出指定照片信息，正确则增加间隔时间，错误立即停止并纠正。④词语配对：分别提供容易辨别的反义词、同义词、从属词以及难度较大的抽象－具体词汇各 2 组，嘱患者在规定时间内完成正确配对。

3）计算力训练：根据患者教育背景给予患者多位数加减法训练，并通过模拟购物来强化应用能力。

4）视空间功能训练：①嘱患者按要求完成各种平面图形和立体结构的观察及绘制。②划消试验：嘱患者将一张数字表上的数字按第一行从左至右开始，尽量快地划去指定数字，避免漏划及错划。

5）执行功能训练：嘱患者按照口头或文字指令完成相应操作或动作，如分蛋糕、按指定路线行进。

6）定向力训练：通过地点卡片、日历等工具，训练患者对不同地点、不同方位、不同时间的准确把握，逐步提升时间、空间定向力。

以上所有认知康复治疗均要求在安静环境下"一对一"进行。对照组患者每天训练共 60 分钟，每周治疗 5 天，周期共 2 周。

（3）智能康复认知训练：训练使用六六脑®脑康复云平台，由专业治疗人员"一对一"在线进行指导，根据评估结果，系统会从得分较低的认知域部分中选择训练游戏并推送。最后训练中使用的游戏数量可以根据患者的治疗时间来确定，治疗人员也可以根据患者情况对游戏进行个性化的删除或添加。每个训练项目持续 2 分钟，可设置初始难度，系统根据患者完成每轮游戏的速度和精度来确定下一轮难度。如果上一轮完成的精度高、速度快，下一轮将增加难度，如果上一轮完成的精度低、速度慢，下一轮就会降低难度，以便患者顺利完成训练。训练结束后，系统将每天的结果反馈给患者端和医生端。试验组患者接受智能康复认知训练，每天 60 分钟，每周治疗 5 天，周期共 2 周。具体训练内容如下。

1）记忆力训练。①延时记忆：包括"宾客满门""似曾相识""工具宝箱"等。内容为在规定时间内展示不同图片，在所有图片展示结束后出现考核图片，判断其是否出现过。游戏难度依据每轮完成度自动调整。②联结记忆：包括"似曾相识""识物辨价"等。内容为在规定时间内记住同时出现的不同商品及价格，打乱顺序后正确匹配商品及价格。③空间记忆：包括"成双成对""按图索骥"等。内容为记忆棋盘上物品出现的位置，物品消失后正确点击其出现的位置。④工作记忆：包括"旅游风景""鸟兽虫鱼"等。内容为记忆第一张图片，在其翻面后出现新图片，判断新图片与前一张是否相同，以此类推。

2）注意力训练。①广度注意：包括"数字点击""打地鼠"等。内容为观察左侧展示信息，在右侧混合信息中迅速准确地将其找出。②选择注意：包括"稍纵即逝""鱼翔浅底"等。内容为在规定时间内记忆数字和字母，在新出现画面中按要求选择正确答案。③空间注意：包括"寻枝摘果""一锤定音"等。内容为屏幕方格中从左至右或从右至左出现物品并伴提示音，当出现该物品时迅速点击。④注意分配：包括"保卫牧场"等。内容为按要求点击操作时，注意背景中指定物品的数量变化。⑤持续性注意：如"抓拍飞碟"，在飞碟图片出现在屏幕中线时点击。

3）感知觉训练。①运动知觉：包括"动点点击"。内容为准确迅速地点击屏幕中出现的大小和移动速度变化的目标。②空间知觉：包括"明察秋毫""辨别镜像"等。内容为从左右图片中选择符合要求的答案。③面孔识别：包括"似曾相识－进阶"。内容为观察图片与文字信息，打乱后正确匹配。④颜色识别：包括"五彩纷呈"。内容为从众多选项中选择同一色彩属性的选项。⑤属性识别：包括"百里挑一"。内容为从众多选项中选择同一属性的选项。⑥物体识别：包括"视觉辨别"。内容为从众多选项中选择符合指令的答案。⑦字体加工：包括"文字匹配"。内容为选择与指令相同的文字。

4）敏捷性训练：包括"打地鼠""打怪物"等游戏，训练患者反应速度，准确点击出现的物品。

5）执行功能训练。①冲突抑制：如"幻色图形""缤纷树叶"等。内容为判断文字的含义与图片的颜色是否匹配。②任务切换：如"精打细算"等。内容为选择更符合指令的选项。

6）思维与计算力训练。①问题解决：如"扑克求和"等。内容为识别相应数字并完成运算。②语义加工：如"场景式推理"。内容为按照提示完成图片的排序。

（五）评估方法

分别在治疗前、治疗 2 周后以及随访 2 周后完成 3 次评估。评估方式为简易智力状态检查量表（MMSE）和蒙特利尔认知评估量表（MoCA）

（1）MMSE 评分标准：MMSE 共包含定向力（10 分）、记忆力（3 分）、注意力和计算力（5 分）、回忆能力（3 分）、语言能力（9 分）5 个大项，其中语言能力分为命名能力（2 分）、复述能力（1 分）、三步命令（3 分）、阅读能力（1 分）、书写能力（1 分）、结构能力（1 分）6 个分项。共有 11 项认知域评估内容。测试时间约 10 分钟。满分 30 分，得分＜27 分则为有认知功能障碍。MMSE 在不同教育背景下对认知功能障碍筛查的定义不同：文盲≤17 分，小学≤22 分，初中及以上≤26 分考虑为认知功能受损。严重程度分级方法：轻度，MMSE≥21 分；中度，10 分≤MMSE≤20 分；重度，MMSE≤9 分。

（2）MoCA 评分标准：MoCA 共包含视空间与执行功能（5 分）、命名（3 分）、记忆（不计分）、注意（6 分）、语言（3 分）、抽象（2 分）、延迟记忆（5 分）、定向（6 分）8 个大项。测试时间约 10 分钟。MoCA 总分是 30 分，得分＜26 分提示异常。MoCA 同样根据不同教育背景设置筛查标准：文盲 17 分，小学 20 分，中学及以上 24 分，低于此分数则考虑认知功能受损。若受试者受教育年限＜12 年，则总分加 1 分进行校正。

（六）统计学方法

本研究采用 SPSS 25.0 软件包对数据进行统计，本研究所得的计数资料用频数及构成比表示，使用 χ^2 检验。符合正态分布的计量资料以"均数±标准差"（$\overline{X}\pm S$）表示，非正态分布的连续性变量以"中位数（四分位数间距）""M_d（P_{25}－P_{75}）"表示。Kolmogorov－Smirnov 检测资料是否符合正态分布，符合正态分布的组间数据分析采用独立样本 t 检验，非正态分布的组间数据分析采用 Mann－Whitney u 检验，符合正态分布的治疗前后组内资料分析采用配对样本 t 检验，非正态分布的组内资料采用 Wilcoxon 配对秩和检验。检验标准 $\alpha=0.05$，置信区间 95％，$P<0.05$ 为差异有统计学意义。

（马　睿）

三、远程认知康复的研究发现

（一）研究结果

1. 一般资料比较

本研究共纳入患者 68 人，其中试验组 34 人，对照组 34 人。两组患者均完成 2 周的相关认知疗法并在治疗前后、随访 2 周后完成 MMSE、MoCA 评估，

68 例患者中男性 41 名，女性 27 名，试验组平均年龄 57.28 岁，对照组平均年龄 63.39 岁。比较治疗前两组患者的性别、年龄、文化程度、基础疾病、不良习惯、脑卒中类型、发病侧、发病部位的组间差异，除医院等级外其余结果无统计学意义（$P>0.05$）。两组患者治疗前一般资料具有可比性。

2. 两组患者不同时间 MMSE 总分及差值的组间比较

（1）两组患者不同时间 MMSE 总分及差值的组间比较。

治疗前，两组患者 MMSE（$MMSE_1$）评分结果无显著性差异（$P>0.05$），具有可比性。治疗后两组 MMSE（$MMSE_2$）评分试验组优于对照组，结果有统计学差异（$P<0.01$）。随访后两组 MMSE（$MMSE_3$）评分结果无显著性差异（$P>0.05$）。两组治疗后与治疗前 MMSE 差值（$MMSE_{2-1}$）、随访后与治疗前 MMSE 差值（$MMSE_{3-1}$）结果有显著性差异（$P<0.01$），试验组认知改善优于对照组，提示远程认知康复具有更好的疗效，见图 4-5。

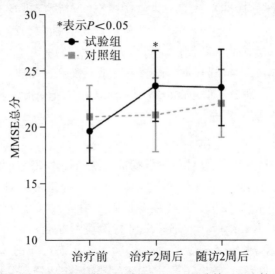

图 4-5　两组患者不同时间 MMSE 总分的组间比较

（2）两组患者不同时间 MoCA 总分以及差值的组间比较。

两组患者治疗前 MoCA（$MoCA_1$）、治疗后 MoCA（$MoCA_2$）、随访后两组 MoCA（$MoCA_3$）评分结果无显著性差异（$P>0.05$）。两组治疗后与治疗前 MoCA 差值（$MoCA_{2-1}$）、随访后与治疗前 MoCA 差值（$MoCA_{3-1}$）结果有显著性差异（$P<0.01$），试验组认知改善优于对照组，提示远程认知康复具有更好的疗效，见图 4-6。

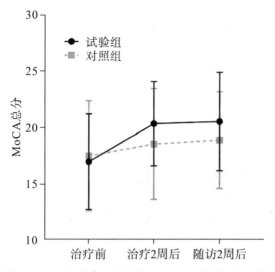

图 4-6　**两组患者不同时间 MoCA 总分的组间比较**

3. 两组患者治疗前后 MMSE 及 MoCA 评分的组内比较

（1）试验组治疗前后 MMSE 及 MoCA 评分比较。

试验组治疗后较治疗前 MMSE 评分显著提高，结果有统计学差异（$P<$0.01），其中定向力、注意力和计算力、回忆能力、语言能力均较前提升（$P<$0.05）。此外，试验组治疗后较治疗前 MoCA 评分明显提高，结果有统计学差异（$P<$0.01），其中视空间与执行功能、命名能力、注意力、延迟记忆、定向力均较前改善（$P<$0.05），见图 4-7。

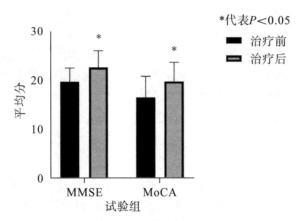

图 4-7　**试验组治疗前后 MMSE 及 MoCA 评分比较**

（2）对照组治疗前后 MMSE 及 MoCA 评分比较。

对照组治疗后较治疗前 MMSE 无明显提高，结果无统计学差异（$P>$0.05），其中记忆力、语言能力均较前提升（$P<$0.05）。对照组治疗后较治疗前

MoCA 评分有所提高，结果有统计学差异（$P<0.05$），其中命名能力、延迟记忆均较前提升（$P<0.05$），见图 4-8。

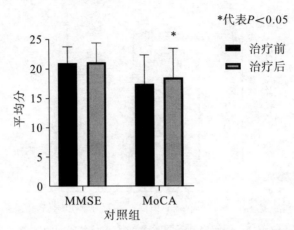

图 4-8　对照组治疗前后 MMSE 及 MoCA 评分比较

4. 两组患者不同时间 MMSE、MoCA 分项及差值的组间比较

（1）两组患者不同时间 MMSE 分项及差值的组间比较。

治疗前，两组患者 MMSE 中定向力（定向力$_1$）、记忆力（记忆力$_1$）、回忆能力（回忆能力$_1$）、语言能力（语言能力$_1$）、注意力和计算力（注意力和计算力$_1$）评分结果无显著性差异（$P>0.05$），具有可比性。治疗后定向力（定向力$_2$）、语言能力（语言能力$_2$）试验组优于对照组，结果有统计学差异（$P<0.01$），其余分项两组间无统计学差异（$P>0.05$）。随访后两组各分项结果无显著性差异（$P>0.05$）。两组治疗后与治疗前定向力差值（定向力$_{2-1}$）、注意力和计算力差值（注意力和计算力$_{2-1}$）、语言能力差值（语言能力$_{2-1}$）评分结果有显著性差异（$P<0.05$），随访后与治疗前差值中注意力和计算力差值（注意力和计算力$_{3-1}$）试验组优于对照组（$P<0.05$）。

（2）两组患者不同时间 MoCA 分项及差值的组间比较。

两组患者治疗前、随访后 MoCA 中各分项结果无显著性差异（$P>0.05$），治疗后命名能力（命名能力$_2$）、定向力（定向力$_2$）试验组较对照组有显著性差异（$P<0.05$）。两组治疗后与治疗前、随访后与治疗前视空间与执行功能差值（视空间与执行功能$_{2-1}$、视空间与执行功能$_{3-1}$）结果有显著性差异（$P<0.05$），其余各分项差值无显著性差异（$P>0.05$）。

5. 试验组患者不同分层治疗前后 MMSE、MoCA 结果比较

本研究分析了不同分层情况下试验组患者治疗前后 MMSE 及 MoCA 结果的差异。结果显示，试验组患者以颅内不同病灶侧分组（排除 2 例双侧发病患者）

治疗前后 MMSE 结果均存在差异（P＜0.05）。以脑卒中类型分组、不同医院等级分组和不同发病部位分组，结果显示治疗前后 MMSE、MoCA 评分均无显著性差异（P＞0.05）。此外，以发病时间 30 天为界，发病时间≤30 天组患者治疗后 MoCA 评分高于发病时间＞30 天的患者；以发病部位分组，基底节区发病的患者治疗后 MMSE 评分高于非基底节区发病患者，结果有统计学差异（P＜0.05）。

6. 安全性

本研究中两组纳入患者均未出现不良事件，使用远程认知康复的患者未出现头晕、恶心、脑卒中复发等，治疗过程安全稳定。

（二）讨论

根据世界卫生组织的定义，脑卒中是以突然发作的局灶性或全面性脑功能丧失、持续超过 24 小时或导致死亡为典型特征的临床综合征。在过去十年中，由于医疗水平提升和治疗方式改善，脑卒中发病率趋于稳定，死亡率下降，因此幸存者人数明显增加。大多数脑卒中患者都遗留有严重的后遗症，影响患者生活及工作，脑卒中后认知功能障碍（PSCI）占绝大部分。PSCI 与患者死亡率、残疾、依赖性和更高的护理费用密切相关。这其中由脑梗死导致的认知功能障碍发生率为 25％～30％，而脑出血后伴发认知功能障碍发生率为 5％～44％。研究显示，不同认知域均会受脑卒中影响，学习和记忆功能障碍约占 45.4％，短时记忆障碍占 24.5％，长时记忆障碍占 13％，注意力障碍占 48.5％，执行力障碍占 18.5％，定向力障碍占 7％。

目前针对认知功能障碍的治疗包括药物性治疗和非药物性治疗。前者主要采用胆碱酯酶抑制剂和非竞争性 N－甲基－D－天冬氨酸受体拮抗剂类药物。非药物治疗是 PSCI 患者治疗的重要组成部分，主要分为修复重建和补偿适应两大策略。修复重建旨在通过康复训练恢复丧失的功能，补偿适应侧重于补偿或改善某种特定丧失或减弱的功能。由于康复治疗的灵活性与针对性，其优势也逐渐凸显。随着科学技术的日益发展，新型的康复技术也逐渐弥补了传统康复的不足，提供了更多便利。基于互联网和计算机的远程认知康复也逐渐成为研究热点。本研究旨在研究新型远程认知康复对 PSCI 患者的疗效，为目前的认知康复提供新的思路。

云康复利用信息和通信技术提供各种康复服务，其附加价值在于提供远程治疗而减少医生和患者因距离产生的不便，消除偏远地区患者的困难，为条件有限的患者提供可靠的医疗服务。研究表明，脑卒中后返回家中并在熟悉的环境中接受特定康复治疗的患者，死亡率和依赖性较低，返回社会的时间较早，生活质量较接受传统康复的患者更好。目前远程智能康复设备也已经广泛应用于脑卒中患者，特别是利用人工智能，基于大数据平台的支撑，相关软件可自动分析和计算适合不同个体的治疗方案。患者在家即可接受同质化、智能化康复治疗。另外，根据 2015 年全国残疾人基本服务状况和需求专项调查，目前中国有 1104 万残疾人（包括儿童）有康复需求而得不到康复服务。康复专业人员数量与庞大的患者群体严重不匹配，更多患者无法在出院后继续接受康复治疗。远程认知康复提供了新的途径。

1. 本次研究的意义及创新点

本研究的重点为采用远程认知康复对 PSCI 患者进行干预，分析其效果及不同分层的疗效差异。研究中所应用的六六脑®脑康复云平台具有全面的评估量表和智能评估体系，可有效评估和筛查不同类型的认知功能障碍患者，已在阿尔茨海默病、轻度认知功能障碍、痴呆、脑卒中等疾病的患者中应用。智能化评估治疗方案的实现在保证同质化疗效的同时，解决传统的认知康复"一对一"的局限性问题，为治疗人员节省时间，提高整体工作效率。此外，治疗人员可调整治疗方案，并在分配和安排新的康复治疗时，参考以往的评估结果和治疗记录，有效地管理患者康复进程，提高患者的依从性。患者仅需利用一台平板电脑即可完成评估与个体化治疗，训练过程符合安全性、系统设置、智能化、系统性的条件。在"互联网＋"的大时代中，该模式体现了脑卒中远程认知康复的针对性，这是相对于传统康复治疗和其他独立应用的解决方案的主要优势之一。

借助互联网通信技术，患者在居家环境中即可享受远程康复治疗，节约了医患之间的时间与交通费用成本，这是传统认知康复做不到的。此外，本研究还利用该平台实现医院与医院间的远程互动及治疗流程、方案制订的交流，牵头医院可实时对成员单位进行操作指导，这也是不同于其他认知康复的创新之处，为脑卒中后认知功能障碍的远程治疗提供新的管理方案。

2. 研究结果分析

本次研究采用 MMSE 和 MoCA 作为认知康复评估工具。这两种量表在目前的认知功能障碍领域使用最为广泛，也是最能快速筛查认知功能障碍的量表。一项关于 105 名脑卒中患者的研究显示，MoCA 和 MMSE 均可作为 PSCI 的可靠诊断指标。尽管早期的研究表明 MoCA 比 MMSE 对轻度认知功能障碍（MCI）更敏感，但对于轻度认知功能障碍患者，轻度认知功能障碍的标准越严格，MoCA 的最佳临界值越低，可靠性越接近。本研究纳入的患者均为 MMSE 判断为轻、中度认知功能障碍者，因此，使用两种评估方式可以更好地判断患者认知功能变化的情况。远程评估以保证患者安全为原则，遵循量表内容及科学性。

本研究中，共纳入患者 68 人（试验组 34 人，对照组 34 人）。其中，试验组治疗后较治疗前 MMSE、MoCA 评分明显提高（$P<0.01$）。对照组治疗后较治

疗前 MoCA 评分明显提高（$P<0.01$），MMSE 中记忆力、语言能力均较前提升（$P<0.05$）。两组患者分别在接受传统认知康复及远程认知康复后有所改善。认知康复作为一种非药物性的干预措施，其有效性已被广泛证实。Cappa 等基于多个脑卒中患者的 RCTs 进行研究，证明对于脑卒中后认知功能障碍患者应当给予认知康复治疗，尤其对于急性期脑卒中患者。此外，Van H C 等人也对 95 例 RCTs 进行系统评价，有大量的证据支持认知康复的有效性，但不同的研究使用的认知康复的实际内容不同，且由于缺乏一种标准化的方法来描述干预，在具体实施时难以研究与同质化，故非药物性的康复干预措施的标准化亟待实现。

计算两组患者不同时间点 MMSE、MoCA 评分的差值，并对两组间的差值进行比较。试验组治疗前后差值中，MMSE 总分、MOCA 总分、定向力、语言能力、视空间与执行功能均较对照组有显著性差异（$P<0.05$）；随访后与治疗前差值中，试验组 MMSE 总分、注意力与计算力、MoCA 总分、视空间与执行功能均较对照组有显著性差异（$P<0.05$）。结果提示远程认知康复对于轻、中度 PSCI 患者具有更好的治疗效果，优于单纯使用传统认知康复治疗，且其治疗效果的维持优于传统认知康复治疗。智能化、计算机化、个性化的认知康复更能让患者投入，提高治疗参与度，是未来认知康复发展的趋势。Gil-Pagés M 等的研究发现，利用基于计算机的远程个性化认知康复软件 GNPT 治疗脑卒中患者，可改善患者认知功能并提高日常生活活动能力。有数据表明，使用基于电脑的 Erica 认知康复软件可能是提高脑卒中后认知恢复的有效方法。此外，虚拟现实和计算机化认知康复治疗也可作为 PSCI 患者传统认知康复的补充治疗，其经济可行，且在改善注意力、记忆力及视空间功能方面更有效。

此外，本研究对试验组患者治疗前后的结果进行分层比较。结果显示，不同发病侧和不同脑卒中类型患者治疗前后评分均无显著性差异（$P>0.05$），表明远程认知康复对于不同发病侧以及脑卒中类型患者具有同等效果。由于不同等级医院间认知康复相关治疗人员的资质不同，治疗方式及策略存在差异，而通过远程认知康复可提供精准、个体化的认知康复策略，不同等级医院的患者可获得同质化治疗，保证治疗质量的一致性。以发病时间 30 天为界，发病时间≤30 天组患者治疗后 MoCA 评分高于发病时间>30 天的患者，结果有统计学差异（$P<0.05$），表明发病时间在 1 个月内的患者采用远程认知康复可能更加受益。目前的研究建议在脑卒中后急性期给予全面和具体的认知康复治疗，效果最佳，该结论也与本研究结果相符。Zucchella 等研究发现，在脑卒中后的第一个月内给予认知康复可能更可取，应在认知缺陷发展为慢性损伤之前的早期阶段解决问题。本研究以发病部位分层进行分析，由于基线资料中患者脑卒中发病部位除基底节区外多为多发病灶或大面积病灶，单纯枕叶、颞叶、丘脑发病者较少，故以非基底节区发病汇总。结果显示，基底节区发病的患者治疗后 MMSE 评分高于非基

底节区发病患者，结果有统计学差异（$P<0.05$）。相关研究显示，多病灶、大面积脑卒中为认知功能障碍的独立影响因素，病灶部位在枕叶和丘脑的脑卒中患者认知功能障碍发病风险高于其他部位（1.74 倍），可能与后循环供血受损相关。

综上所述，两组患者认知功能在治疗后均有不同程度的提高，且试验组优于对照组，说明两组患者在接受认知功能训练后均有不同程度的改善，且远程认知康复对 PSCI 患者的疗效更加显著。给予 PSCI 患者详尽的认知功能评估，明确患者认知功能障碍方向，掌握认知功能障碍的严重程度，尽早地给予智能化、个体化认知康复训练，可以改善认知功能或延缓认知功能衰退，帮助患者更快地回归家庭、重返社会。随着科学技术的不断发展，智能化康复设备也日益增多，与远程康复联合使用，可以为患者提供有效的治疗并降低时间与经济成本，节约资源，减少治疗人员工作量。我国脑卒中发病率逐年增长，各地因脑卒中导致的认知功能障碍患者也数量庞大。本研究纳入全国不同省份多家不同等级医院的患者，治疗结果有效且相对统一，远程认知康复为我国认知功能障碍患者提供了新的解决方案，值得进一步推广应用。

本研究存在以下局限性：第一，本研究干预时间为 2 周，随访时间为 2 周，相较于以往同类研究干预时间相对较短，对治疗效应的观察也应适当延长，做到对患者的长期随访。第二，本研究未对患者康复治疗中详细的治疗费用、交通费用、网络服务费等进行成本效益的评价。第三，本研究应包含更多结局指标，如洛文斯顿作业疗法认知评定量表、韦氏记忆量表、Barthel 指数以及汉密尔顿抑郁量表、汉密尔顿焦虑量表等，以评估患者日常生活活动能力、焦虑抑郁状态等，从而了解患者在不同认知域的治疗效果以及认知康复治疗对日常生活活动能力、情绪等方面的影响。此外，尚需进一步研究、探讨远程认知康复的机制。

（三）结论

远程认知康复可以有效改善脑卒中患者的认知功能，特别是在定向力、语言能力、视空间与执行功能方面。此外，其对不同脑卒中类型、不同颅内发病侧以及不同等级医院的脑卒中患者可能具有同等疗效，基底节区发病的患者可能获得更好疗效。该方式可以提高治疗人员工作效率，节省医疗资源，改善医疗现状，值得推广应用。

（马　睿）

第五章　基于云康复的扩展设计

一、睡眠云康复设计实践

（一）背景及目标

随着社会人口增加，科技高速发展，各行各业充斥着激烈的竞争压力，睡眠障碍（Sleep Disorders）已成为当今社会的常见多发性疾病。人们越来越认识到，睡眠障碍的高发病率及其相关的心脏代谢疾病风险使它成为社会的负担。睡眠障碍包括睡眠质量异常和睡眠时发生某些临床症状，如睡眠减少或睡眠过多、睡眠相关运动功能障碍等，其中以入睡困难最为常见。根据国际睡眠障碍分类，睡眠障碍可分为失眠、睡眠相关呼吸障碍、非呼吸相关睡眠障碍所致白天过度嗜睡（Excessive Daytime Sleeping，EDS）、异态睡眠、睡眠相关运动功能障碍（孤立性睡眠症状）以及其他睡眠障碍。Ohayon 等发现全球普通人群中失眠率为 4%～48%。中国睡眠研究会 2015 年的流行病学调查显示：我国成年人失眠发生率已达 38.2%，其中老年人发病率高达 74.1%。睡眠障碍不仅降低患者生活质量、影响工作效率，还会增加事故隐患。伴随而来的症状主要为头晕、头痛、心烦、焦虑、情绪性格改变，严重者还会出现躯体及功能障碍。

睡眠障碍患者可能需要夜间持续吸氧或进行呼吸睡眠暂停综合征（Obstructive Sleep Apnoea，OSA）金标准持续气道正压通气（Continuous Positive Airway Pressure，CPAP）治疗，需要专业的远程睡眠呼吸监测设备来为睡眠质量和夜间呼吸系统通气－换气功能保驾护航。在医院进行睡眠呼吸监测或者心电－血氧监护仪监测是很好的办法，但是 90% 的睡眠障碍患者不能在医院监测以上指标。远程睡眠呼吸监测仪可以弥补大部分患者不能在医院监测这一缺陷。

"远程医疗"一词是在 20 世纪 70 年代提出的，意思是"远程治疗"，现在意味着使用信息通信技术来改善患者护理，增加获得保健服务和医疗记录的机会。由于对远程医疗没有一个明确的定义，世界卫生组织采用了一个包容性的定义，即"所有保健专业人员利用信息通信技术提供保健服务，以交流诊断、治疗、疾病预防方案，研究和评价保健提供者的继续教育的有效信息，促进个人及其社区健康"。

睡眠云康复设计基于患者睡眠质量监测、管理的有效性和实用性与物联网、"互联网＋"、健康信息管理技术，充分利用现代健康体检、疾病风险评估、健康咨询指导，构建成熟规范的治未病、慢性病综合健康管理服务体系，针对睡眠障碍进行预防和治疗。我们采用随机对照研究，通过医疗干预，降低睡眠障碍的发病率。

（二）研究方法

1. 远程睡眠监测系统的组成

（1）总体设计：远程睡眠监测系统的使用者为患者、医务人员。患者使用睡眠监测手环，移动终端下载、安装 APP；医务人员在手机或平板电脑上安装 APP。远程睡眠监测系统基于数据库、云计算为患者和医务人员提供沟通平台（图 5-1）。数据中心包括数据库、数据管理软件、数据存储仓库等。

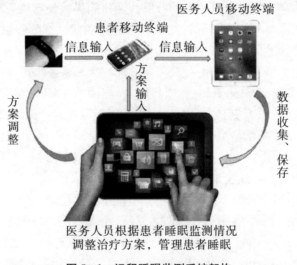

图 5-1 远程睡眠监测系统架构

（2）硬件部分：包括设备和微型传感器。患者端是睡眠监测应用程序，可在手机、平板电脑及计算机等移动终端上安装。系统的微型传感器以手环形式固定于患者手腕，全程监测患者睡眠过程中的心率、呼吸频率、运动等参数信息，监测结束后输入睡眠、心理评定量表数据。通过蓝牙与系统连接，实行无线传输。医务人员的硬件为安装了专门设计的睡眠监测及管理应用程序的移动终端。

（3）软件部分：由患者监测 APP 及远程医务人员管理 APP 组成。患者监测APP 及传感器相关配置程序安装在患者的腕式移动设备和电子终端；医务人员远程管理 APP 对患者的数据进行分析后，为患者量身定制治疗计划，以图表、动画、语音等可视化形式远程指导患者调整睡眠时间、药物及完成训练。治疗后，患者在 APP 上完成反馈，医务人员也可利用 WiFi 或移动网络了解患者的数据变化，对患者睡眠情况进行监测和管理，随时调整治疗方案。

（4）微型传感器的穿戴：为协助微型传感器追踪患者睡眠情况，需将微型传感器贴身放在可以监测患者数据的部位。我们选择手腕掌面，可感知患者动脉搏动、血压、呼吸频率、血氧饱和度、运动、能量消耗等。本设计通过在线就诊、复诊，减少了患者就医成本，解决了患者就医难、依从性不佳的问题；另外，也响应了国家卫生部门的号召，让医疗服务进社区、家庭，方便人民群众就医看病，这也是智慧医疗的体现。

2. 远程睡眠监测系统的有效性设计

无医务人员介入时，患者可能因睡眠障碍（入睡困难、易惊醒、睡眠时间过短、睡眠时间过长、嗜睡、多梦等）引起身体不适，如头晕、头痛、心烦、情绪性格改变，从而影响工作、生活、社交活动。很多患者长期服用安眠药来帮助睡眠，由于药物的依赖性和成瘾性，部分患者出现耐药或者后期药物无效。如果长期患睡眠障碍，还会对患者造成心理负担。

（1）监测指标纳入标准：根据《美国精神疾病诊断与统计手册（第五版）》（DSM－5）睡眠－觉醒障碍的标准，我们建立了睡眠－觉醒障碍数据库。该数据库分为三个模块：①患者基本信息（姓名、身高、体重、出生年月日、性别）、睡眠相关检查（查体、脑电图、多导睡眠图、多次睡眠潜伏期）、辅助检查（血液检查及影像学检查）；②评估量表；③治疗与反馈。

（2）系统使用量表的选择：DSM－5 制定的量表包括患者对睡眠质量不满、睡眠紊乱、每周超过 3 次失眠、入睡困难超过 3 个月等 8 个类目，满足 3 个或以上便可诊断为睡眠障碍。睡眠状况自评量表（Self－Rating Scale of Sleep，SRSS）可用于说明近一个月的睡眠质量，包含 10 个项目，每个项目分值分为 5 级。总分为 0~50 分，10 个项目得分相加＜10 分说明无睡眠障碍，评分越高，说明睡眠问题越严重，最高为 50 分（最严重）。匹兹堡睡眠质量指数（Pittsburgh Sleep Quality Index，PSQI）包含 10 个类目，10 个分数相加，总分为 0~21 分，得分越高，说明睡眠情况越差。Epworth 嗜睡程度评价表（Epworth Sleepiness Scale，ESS）最早由澳大利亚的睡眠专家提出，是全球应用较广泛的睡眠剥夺评估量表。在坐着看书、看电视、公共场所静坐等 8 种情况下，不打瞌睡为 0 分，轻微瞌睡为 1 分，中度嗜睡为 2 分，重度嗜睡为 3 分。8 项得分相加，总分＜9 分为正常，≥9 分为异常。失眠严重指数（Insomnia Severity Index，ISI）是 1 个月内出现入睡困难、早醒、睡眠影响日常生活等 7 种情况，根据症状无、轻度、中度、重度、极重度分别评为 0、1、2、3、4 分。总分为 0~28 分，其中 0~7 分为正常，8~14 分为阈下失眠，≥15 分为失眠。汉密尔顿焦虑量表（Hamilton Anxiety Scale，HAMA）根据患者紧张、认知功能障碍、心血管系统症状、呼吸系统症状、胃肠道症状、植物神经系统症状等 14 个表现来进行 5 级评分，分值根据程度从无到重分别评为 0~4 分。总分＜7 分为正常，≥8 分为焦虑，分值越高，焦虑程度越大。汉密尔顿抑郁量表（Hamilton Depression Scale，HAMD）是广泛应用于抑郁程度评估的一个量表。内容包括情绪评估、躯体症状、体重评估及自知力等共 17 项指标，每项指标从无症状到极重度症状的主观指标评为 0~4 分。总分＜7 分者为正常，总分在 7~17 分者可能有抑郁症，总分在 17~24 分者肯定有抑郁症，总分＞24 分者为严重抑郁症。

3. 远程睡眠监测系统的实用性设计

随着睡眠障碍患者的增多，患者的就医比例却在下降。很多患者希望不用去医院便可进行睡眠质量的监测和管理。远程睡眠监测系统可以满足日益增多的患者就诊需求，提升失眠患者的就医体验。

（1）基于患者的实用性设计。

1）设备的便携性：患者端主机 49mm×19mm×10mm，腕带长 250mm，主机屏幕大小为 0.96in（1in＝25.4mm），重量为 18g，蓝牙同步，使用温度为 −20~60℃。患者通过腕式设备与手机、平板电脑等移动端连接，便可进行睡眠方案调整，保障了患者对产品的移动需求。

2）设备的易用性：患者端为腕式微型传感器，携带方便。患者端分辨率高、成像清晰，便于患者阅览及操作，还可连接显示器或电视机，使患者面对大屏幕进行训练，患者代入感、舒适感更强。患者、家属不必记忆训练内容，软件模块有记忆存储功能，能记忆患者治疗、训练过程并打分、记录，患者跟着医务人员的训练计划按步骤进行即可。

3）设备的用户黏性：①药物治疗方案、药物剂量、频率的调整；②改变不良生活方式；③可在睡前放轻音乐使患者放松；④进行放松训练，缓解紧张情绪及放松肌肉，降低卧床时的警觉性；⑤减少白天睡眠时间或禁止患者白天入睡，避免受强烈精神或物理刺激；⑥增强患者对睡眠障碍的重视，减少患者的焦虑、抑郁情绪，避免将躯体症状全归咎于失眠；⑦根据生命体征、睡眠时间进行有规律的运动以帮助调节神经运动功能，改善睡眠。

（2）基于医务人员的实用性设计。

1）APP 评估的直观性：医务人员在 APP 上，根据患者基本信息、睡眠相关检测、辅助检查下达评估内容，患者、家属按医嘱执行以后，数据通过网络传到医务人员的 APP 中，并形成可视化数据库。

2）APP 的数据统计与计算：医务人员根据患者睡眠质量初次评分，选择量表。患者或家属在 APP 上完成评估，数据反馈至医务人员终端，根据量表换算公式打分、记录。每天的分数形成趋势图，每种量表的评分用不同形状、颜色的线条表示。

3）APP 指导的便利性：医务人员根据自己的时间对患者进行指导，可利用碎片时间登陆 APP，每天只需在治疗前将调整好的方案上传至 APP，便可对患者进行睡眠管理；还可通过 APP 监督患者的执行情况及接受治疗的情况，APP 可直接发送信息至患者端，进行留言推送或者督促、询问、交流、互动。

4）APP 的社区、家庭式应用：基于三级医疗体制的改革，目前部分患者已解决就医难的问题。但要做到人人就医，还需要社区、家庭治疗。利用物联网、"互联网＋"、大数据构建社区、家庭医疗平台进行慢性病管理，不仅方便患者就医，也使医务人员可以通过远程医疗对患者进行随时监督和指导。

（三）临床验证

为了验证系统的有效性与实用性，在四川大学华西医院康复医学中心进行了初步的临床试验。将根据 DSM－5 诊断为睡眠障碍的 18 例患者纳入研究，数据采用 Microsoft Excel 2003 软件录入，正态分布的计量资料采用均数及标准差描述，非正态分布的计量资料采用中位数及四分位数描述，计数资料采用构成比描述。采用 K－S 法进行计量资料的正态分布检验，正态分布的两组计量资料采用配对 t 检验进行比较，非正态分布的两组计量资料采用 Wilcoxon 检验进行比较。以 $P<0.05$ 为有统计学意义。数据分析采用 SPSS17.0 软件。

（四）结果

试验选取了 18 例睡眠障碍患者，其中男性 7 名，女性 11 名，年龄（52.50±17.16）岁（所有纳入患者均>18 岁）。患者接受连续 4 周的每日远程睡眠监测并接受睡眠管理。医务组记录患者入组时、治疗 4 周后的 6 种睡眠、心理量表数据。18 例患者中认知功能障碍患者 4 名、情绪障碍患者 3 名。经过 4 周的睡眠管理，患者的生命体征平稳，睡眠、心理量表评分 P 值均小于 0.05，具有统计学意义（表 5－1）。研究过程中，患者可独立或在家属、医务人员指导下完成治疗，依从性较好。所有患者均表示接受这种睡眠监测及人性化、个性化的睡眠管理，部分患者及家属表示出院后希望继续使用本设备或推荐给家人。

表 5－1　治疗前、治疗 4 周后睡眠、心理量表比较

评估项目	入组时	治疗 4 周后	t 检验	P
失眠严重指数（ISI）	13.17±3.82	9.27±2.87	9.248	0.000
汉密尔顿焦虑量表（HAMA）	20.11±3.84	16.06±3.57	9.240	0.000
汉密尔顿抑郁量表（HAMD）	15.33±4.19	10.72±2.99	7.178	0.000
睡眠状况自评量表（SRSS）	31.11±7.90	24.89±6.97	10.719	0.000
匹兹堡睡眠质量指数（PSQI）	15.50±2.71	12.61±2.77	7.311	0.000
Epworth 嗜睡程度评价表（ESS）	15.33±3.55	12.72±3.08	6.317	0.000

（五）结论

物联网技术在医疗领域中的应用遍及各个环节，涉及医疗信息化、身份识别、医疗急救、远程监护、家庭护理、药品与耗材，以及医疗设备和医疗垃圾的监控、血液管理、传染病控制等多个方面。综合运用数字信号处理、模式识别、分布式计算等技术，对多模医学信息自动分析综合，可实现初步自动决策和评估。

远程监控与疾病管理是医务人员远距离指导、非医务人员陪同患者治疗的新型治疗方式，需要其有效及实用。本系统在国内首次将专业医务人员 APP、患者 APP 运用到慢性病的预防、管理和治疗中，通过临床试验验证了远程指导的有效性和实用性，改善了患者的睡眠情况。

目前该系统还处在试用阶段，有些功能尚待开发和完善，如引入全息投影、VR、AR，使设备视听系统更加丰富、真实，直接模拟医务人员及患者"真实"的面对面交流。随着大数据、云计算、智慧医疗、人工智能、机器人的不断发展，科技与医疗的结合日新月异，远程医疗与人工智能的结合也将在未来的医疗服务中起到重要的作用。

（刘思佳）

二、云康复预测体系建设

（一）背景及目标

1. 背景

目前由于不健康的生活方式以及饮食习惯的流行，随着我国人口老龄化进程的加速，我国脑卒中疾病负担呈现爆发式的增长势态。《2018 中国卫生健康统计年鉴》显示，2017 年我国缺血性脑卒中出院人数 3122289 人，出血性脑卒中523488 人，与 2007 年相比分别增长了 12 倍和 5 倍，而住院费用分别增长了60％和118％。近年来，随着我国居民生活和医疗水平提升，居民防治疾病的意识也不断增强，死亡率较前有所降低，然而致残率不断攀升，较高的致残率不断加重家庭及社会的负担。2019 年《中国脑卒中防治报告》显示，我国出血性脑卒中的伤残调整寿命年虽呈现下降趋势，但缺血性脑卒中的伤残调整寿命年由2015 年的 975/10 万上升至 2017 年的 1007/10 万，呈现明显的上升趋势。我国因脑卒中所致的伤残调整寿命年在同期远高于美、日、英等发达国家。脑卒中是世界范围内导致死亡和残疾的主要原因，而治疗和照护的经济成本很高。

目前我国脑卒中的发生率呈现出低收入群体快速增长、地域和城乡差异明显以及年轻化等趋势，而我国的医疗资源却主要集中在大城市。我国脑卒中护理的获取和护理质量存在巨大差异，医生覆盖率在北部和东部地区最高，而在西南地区最低，同时我国具有脑卒中中心认证的二级和三级医院比例在东部和南部地区相对较高，在东北和西部地区相对较低，医疗资源分布不均匀。

脑卒中由于疾病损伤的面积、年龄、干预介入的时间、患者认知水平、干预措施等不同，患者伤残调整寿命年存在较大的差异。目前可调控的干预措施（康复治疗），因治疗项目方案、治疗师水平及治疗剂量等不同，也存在相当的差异，进而造成疗效不确切，医疗资源过度浪费。

2. 目标

云康复是"人工智能＋互联网＋康复医疗"的一种新的医疗模式，其包括既往患者治疗数据（大数据）、康复医学技术提炼（协定处方）和人工智能（机器学习、深度神经网络）的应用，融合了互联网、大数据、云计算等技术，集中服务于患者；利用互联网对各类医疗数据进行整合和统计，利用大数据对各类医疗资源进行挖掘和分析，可在医疗需求评估、医疗服务决策、医疗资源管理、医疗过程监控等方面发挥重要作用。

脑卒中的预后与早期及时干预直接相关，然而并非所有患者都能从早期及时干预中受益。疾病的预后评估可以指导早期干预，在一定程度上有针对性的治疗可大大降低失能程度或减少失能的发生。云康复具有精确、高效、标准的特点，同时能够连续、实时监测纳入的每一位患者。此外，云康复还可"记忆"海量病例和历史资料，通过人工智能可对收集的数据进行整理和分析。我们将云康复应用于脑卒中患者失能预测中，为指导患者就医及医疗资源合理分配提供思路，以期降低患者失能程度或者失能率。

（二）云康复预测体系的研究方法

1. 云康复数据库的建立

随着大数据时代的来临，数据规模变得庞大，数据管理应用场景变得复杂，我们的传统数据库和数据管理技术面临巨大的挑战。传统数据库是一个静态的系统，更加注重系统的通用性，它既不会根据历史查询性能表现自动进行数据库调优，也不会针对某个用户的数据和查询负载的特点进行特定的系统优化。然而，大数据应用场景中数据规模庞大、查询并发度高、连接操作频繁等特点对我们的数据库系统性能提出了更高的要求。近年来，随着人工智能的发展，特别是机器学习、深度学习的发展，自然语言处理、图像识别等领域有了巨大突破。

在医疗行业，随着医院信息系统在全国各大医院逐步推广和应用，医院每天产生大量与患者相关的临床数据，这些临床数据的规模越来越大，有效利用这些真实的临床数据，寻找一些有价值的规律和信息，对于患者的治疗和医生的诊断是非常重要的。然而对于电子病历文本中的大量非结构化数据，仍需要医生手动查找。一方面，手动查找费时费力，效率较低；另一方面，通过这种方式使用如此海量的医疗数据，或将给临床研究造成极大的信息资源浪费。因此，如何通过人工智能实现对电子病历文本信息的有效利用，以辅助临床医生挖掘医学规律、提高临床诊疗水平成为我们研究的热点。荣雯雯等人将人工智能应用于建立病历结构化专病数据库，并探讨其在临床研究中的价值，结果显示与建设前相比，该数据库存在如下优势：①支持全文本数据检索及关键字模糊匹配检索，极大地缩短了检索周期，减轻了临床医生数据整理的负担。②检出的数据可直接用于基本的统计描述功能，如性别比、年龄构成等，从而为临床研究提供了病历筛选和数据分析的模型支持，满足科研需求。③随着院外随访数据与该数据库的成功对接，可直接使用预处理后的海量原始数据进行临床队列研究训练，实现对研究对象的全面分析，获得更充分的研究结果。

随着信息化的不断发展，当前社会对大数据资源的整合利用能够转化为社会经济效益和重要价值。各行各业在依托云技术的基础上，开发和建立大数据资源挖掘平台，通过云技术的支撑，提供高效、优质的服务，实现大量信息资源的共建与共享，并为社会各种数据资源分析、处理和信息应用创造更多的发展可能，为全社会带来更大的经济效益。

2. 疾病预测模型的设置

随着人类基因组计划的完成及遗传学、基因组学、蛋白组学等学科的发展，精准医学应运而生，临床决策进入了新时代。精准医学针对每个患者的个体特征制订治疗方案，根据特定患者对特异性疾病的易感性、特异性疗法和预后进行亚群分类，从而采取相应的预防、治疗和干预措施。而预测模型的临床研究符合精准医学的研究思维模式，故逐渐成为研究热点。疾病预测模型常被用来预测某种疾病未来的发病情况，具体来说，就是以疾病的多病因为基础，建立统计模型，用来预测具有某些特征的人群未来发生某种结局事件的概率，预测模型逐步扩展应用到预测疾病的预后情况和疾病诊断中。疾病预测模型必须要有明确目的，以改善临床实践，许多疾病预测模型的建立往往基于单中心大样本数据。疾病预测模型在建立时应该选用在未来真实应用场景中的研究对象数据来建模，且模型建立时应该包括可用来预测该结局的所有变量，同时要求这些变量能够被清晰、稳定地测量，即短时间内多次测量结果不会发生大变化。疾病预测模型在建模的数据中表现良好，而换一批数据后预测的准确性不高，这是因为预测模型是建模数据拟合，其在建模数据中表现良好，但若换到实际应用场景中，患者年龄、性别、患病率和疾病严重程度等通常与建模样本不同。因此，疾病预测模型建立后需要在不同临床数据库中进行验证，方可使用。

随着人工智能的不断发展，搜索引擎、网上购物、金融交易、无人驾驶等领域出现了很多智能化创新项目，传统的医院管理工作也迎来了智能化浪潮的冲击。现有大部分大型医院已经逐步实施了虚拟机、信息平台及云存储等大数据相关技术的基础搭建工作，探索采用智能化技术深入挖掘大数据中隐藏的规则和知识。机器学习是一种能自动构建出模型用来处理一些复杂关系的技术，它使用计算机模拟人类学习行为，通过学习现有知识，获取新经验与新知识，不断改善性能并实现自身完善。机器学习作为解决数据挖掘问题的主要方法之一，在许多领域得到广泛应用，尤其是在医疗领域。疾病的预后评估是对疾病发病后发展为各种不同结局的预测，在临床很有必要。同一种疾病，由于患者的年龄、体质、合并疾病、接受治疗的早晚等诸多因素不同，即使接受同样的治疗，预后也可能有很大的差别。如果能对不同术后患者的预后做出准确预测，那么就可以对不同的患者有针对性地采用不同的治疗手段，进一步提高患者的生存率。

（三）云康复预测体系在临床工作中的应用

采用基于机器学习的大数据预测可以实现精准医疗。Google 曾构造出一个流感预测指数模型，成功"预测"了流感的就诊人数。Yao J 等首次提出一种全尺寸、无标注，基于病理图片的生存有效预测方法（Whole Slide His - topathological Images Survivel Analysis，WSISA），在肺癌和脑癌两类癌症的 3 个不同数据库的性能均超出基于小块的图像方法，实现了基于大数据分析的精准个性化医疗。人工系统各类算法中目前深度神经网络算法较其他算法更有优势。Heo J 等将深度神经网络模型应用于急性缺血性脑卒中患者的预测中，在脑卒中发病后 3 个月对 mRS 评分进行统计分析，结果显示，mRS 评分的 AUC（0.888 vs 0.839，$P < 0.001$）显著高于传统急性脑卒中登记分析（Acute Stroke Registry and Analysis of Lausanne，ASTRAL）评分。另外，Hilbert A 等选取 1301 位脑卒中患者应用深度学习进行自动图像分析。结果提示，深度学习在预测脑卒中预后方面优于放射图像生物标志物，并且具有改善治疗选择的潜力。Songhee C 等采用深度学习系统就脑卒中发生情况进行预测。他们将患者的性别、年龄、保险类型、入院方式、所需的脑外科手术、损伤区域、住院时间、医院位置、医院床位数量、脑卒中类型以及 Charlson Comorbidity 指数共 11 项指标作为研究变量对脑卒中进行预测，预测结果与脑卒中实际发生情况进行对比，发现该方法的灵敏度、特异性和 AUC 分别为 64.32%、85.56%和 83.48%。该作者提出，该方法不仅可以应用于脑卒中的预测，还可以对其他疾病进行预测。Hope 等通过高斯过程回归模型研究了 MRI 图像中的病灶与治疗结果之间的关系，并用该模型预测脑卒中后认知功能障碍的严重程度和随时间的恢复过程。

脑卒中发生后易对患者造成运动、言语、认知等方面的障碍，对患者生活自理能力造成不同程度的影响，带给个人、家庭及社会一定负担。为更好地了解各方面的因素对功能恢复的影响，并改善治疗干预措施的设计及预后，准确地量化神经系损伤程度至关重要。随着人工智能的成熟，人们开始对脑卒中损伤组织进行预测以了解患者预后情况。Nielsen A 等将深度学习应用于脑卒中静脉溶栓治疗后对损伤脑组织进行结局预测和急性脑卒中治疗后评估中。Nyung JH 等选取 2604 例患者进行研究，调查了机器学习在预测缺血性脑卒中患者长期预后方面的适用性，结果显示机器学习特别是深度神经网络，可以改善缺血性脑卒中患者长期预后评估。Wan-Yin L 等将人工智能应用于脑卒中后功能障碍的康复方法以预测脑卒中后的日常生活情况，证明了基于人工智能的日常生活活动能力的预测方法不仅可以准确预测日常 BI，而且可以预测出院时的 BI。目前，人工智能应用于脑卒中风险及预后评估正处于发展阶段，其在合理分配医疗资源方面有很大的应用前景。未来基于大量的电子病历数据、影像组学、功能评估组学等多数据建立的人工智能预测系统能快速、有效、准确地评估出不同的影响因子对患者功能结局的影响，有患者更好地获益。

（四）结果

疾病的预后评估是对疾病发病后发展为各种不同结局的预测，在临床上很有必要。同一种疾病，由于患者的年龄、体质、合并疾病、接受治疗的早晚等诸多因素不同，即使接受了同样的治疗，预后也可能有很大的差别。如果能对不同术后患者的预后做出准确评估，那么就可以对不同的患者有针对性地采用不同的治疗手段，进一步提高患者的生存率。疾病的预后受多种因素影响，并且各因素之间并非完全独立。机器学习中的神经网络因其非线性处理的能力，以及其高度的并行性、良好的容错性等特点，在疾病预后评估方面有良好的应用。我们将云康复应用于疾病的预后评估中不仅能有效提高工作效率，还能合理利用既往的病历资源以研究各类影响因素对患者预后的影响，进而合理利用有限的医疗资源。

（五）结论

脑卒中是造成患者功能障碍的重要疾病之一，越来越多的人开始关注如何改善患者功能障碍，以提高患者的生存质量。目前，为提高脑卒中患者后期的生活自理能力，我们将更多的关注点放在康复治疗中，但因康复治疗周期长、效果不一、经济花费多且多数康复治疗项目医保不报销等的限制，绝大多数患者待病情平稳后被迫选择回家休养，造成我国失能人口逐年增加，家庭和社会负担逐渐加重。脑卒中患者长期预后的评估对治疗决策及管理预后预期有很重要的作用。人工智能作为新兴科技，在医疗领域的运用可以大大降低成本和提高效率。近年来，人们将云康复应用于脑卒中的预后评估中，研究结果显示其准确率相对较高，但人们的研究仅停滞于脑卒中发生后根据患者脑损伤面积及严重程度进行预后情况的评估，对于脑卒中发生后采取何种措施以最大限度地降低患者的失能程度、提高患者的自理能力未做相应的研究。因此，本研究提出对目前脑卒中发生后已有的康复治疗方案进行评估，预测患者行相应康复治疗后脑卒中失能的康复情况，以整合有效的医疗资源，合理分配医疗资源，最大限度地降低脑卒中患者的失能程度，尽可能提高脑卒中患者生存质量，使其尽早回归家庭和社会。

　　然而疾病的预测目前存在两个主要困难：①在预测时代，快速获得一个大概的轮廓和发展趋势比精确性重要，但需要根据大数据进行决策时，精确性则变得非常重要。在进一步的研究中，需要在效率和精确性之间找到平衡点。②在大数据中，存在的价值信息和数据规模的扩大并不是成比例增长，导致获取有价值信息的难度加大。例如，在连续监控的视频中有价值的信息可能只有几秒，怎样在大数据中找到这些有价值的信息是提高大数据分析方法性能的关键。机器学习是人工智能的一个核心研究领域，基于机器学习的大数据分析是当前发展最为迅速的方法。因此在接下来的研究中我们可能更倾向于将人工智能有效应用于临床工作中，以更有效、合理地分配医疗资源，最大限度地合理利用资源，以改善预后。

（叶珍丽）

三、吞咽云康复设计实践

（一）脑卒中后吞咽障碍流行病学

　　脑卒中具有发病率高、死亡率高、致残率高等特点。2016 年世界卫生组织报告显示，脑卒中已成为全球范围内排名第二的致死原因，且成为我国国民的第一致死病因。吞咽障碍是脑卒中患者常见的症状之一，发生率为 37%～78%。有 43%～54%的吞咽障碍患者会出现误吸，部分患者可发展为肺炎，约 4%的患者最终因肺炎死亡。

（二）脑卒中吞咽障碍评估

　　脑卒中后吞咽障碍患者的康复包括吞咽障碍评估、康复治疗两方面。标准的吞咽障碍评估应包括问题筛查、风险评估、临床评估、仪器检测四个步骤。筛查可采用量表法和检查法，其中洼田饮水试验是国内普遍应用的一种筛查方法。临床常用的评估方法还包含吞糊试验联合脉冲氧饱和度监测、电视 X 线透视吞咽功能检查（Video Fluoroscopic Swallowing Study，VFSS）、纤维内镜吞咽功能检查（Fibreoptic Endoscopic Evaluation of Swallowing，FEES）、联合食管阻抗-压力、表面肌电检测（Surface EMG，sEMG）等。目前各种吞咽障碍评估量表及检查方法均有优缺点，很难通过某一种评估量表或检查将脑卒中患者吞咽障碍评估准确。实际工作中，要根据患者的病情，选择合适的评估工具和检查方法来筛查和评估，而采用评估量表与功能性检查相结合的方法，可以提高吞咽障碍筛查的准确性和有效性，降低误吸风险，以便制订更好的康复治疗措施。

（三）脑卒中吞咽障碍康复训练方法

　　脑卒中吞咽障碍康复训练主要包括直接训练和间接训练。早期康复训练能充分调动残余细胞代偿能力，提高中枢神经系统的可塑性，改善吞咽相关肌肉的运动协调性，促进吞咽功能的恢复和重建。

1. 口咽部肌肉运动训练

患者面对镜子练习口唇突出与旁拉、嘴角上翘、抗阻鼓腮等动作。口轮匝肌训练能有效地增强患者肌肉力量，改善口唇闭合功能，为口腔食物组织、压力梯度的形成、食团的喷射和推进做好准备。舌的训练主要是练习舌的灵活性及舌压抗阻训练。下颌运动包括张口-松弛训练及左右摆动训练，有助于加强吞咽器官运动控制、稳定性及协调能力，提高进食咀嚼的功能。

2. 口面部冷热交替刺激法

用蘸有 0～5℃冰水的棉签和蘸有 38～50℃温热水的棉签交替刺激软腭、腭弓、舌根及咽后壁。该方法反复使用机械、温度和压力刺激，可有效改善舌头和软腭的运动和感觉活动。它通过增加感觉输入来增强软腭和咽的敏感度，从而提高局部神经感觉的敏感度，使局部肌肉收缩来诱发吞咽反射。

3. 气道保护法

气道保护法旨在增加患者口、咽、舌骨、喉复合体等的运动范围，加强运动力度，增强患者的感觉和运动协调性，避免误吸。其方法主要包括用力吞咽法、声门上吞咽法、门德尔松吞咽法。用力吞咽法是指让患者将舌用力向后移动，推送食物进入咽腔，长期训练可以增加咽部偏移和会厌倾斜的垂直速度和距离，有效清除在咽部的食物残留。声门上吞咽法，又称"屏气吞咽"，屏气时声门闭锁，声门气压加大，食物不易进入气管，吞咽后立即咳嗽可以清除滞留在咽喉部的食物残渣。门德尔松吞咽法是指患者吞咽时舌用力抵住硬腭，屏住呼吸，尽量保持长时间的喉部抬升状态，它可代偿舌骨上肌群和咽纵肌群的舌骨-喉复合体抬高功能并激活大脑皮质中吞咽相关区域，提高吞咽的安全性及有效性。

4. 摄食训练

（1）进食体位及姿势：一般让患者取躯干抬高 30°仰卧位，头部前屈，偏瘫侧肩部用枕头垫起，辅助者位于患者健侧。为使吞咽更安全、有效，可采用特定的吞咽方法去除咽部滞留食物，如空吞咽、侧方吞咽、点头样吞咽和交互吞咽等方法。①空吞咽：每次进食吞咽后，反复做几次空吞咽，以减少咽部食物残留。②侧方吞咽：通过颏部指向左、右侧的点头样吞咽动作，去除并咽下滞留于两侧梨状隐窝的食物。③点头样吞咽：先做颈部后屈，再颈部前屈进行吞咽可除去会厌谷食物残留。④交互吞咽：让患者交替吞咽固体食物和流食，既有利于激发吞咽反射，又能达到去除咽部滞留食物的目的。

（2）食物的选择与摄食方法：食物的形态应根据吞咽障碍的程度及部位，本着先易后难的原则来选择。容易吞咽的食物具有如下特征：①柔软，密度及性状均一；②有适当的黏性，不易松散；③易于咀嚼，通过咽及食管时容易变形；④不容易在黏膜上滞留。摄食量一般先以小量试之（3～4mL），然后酌情增加至最适一口量。每餐进食时间控制在 45 分钟左右为宜。

5. 神经肌肉电刺激（NMES）

NMES 主要通过输出电流刺激与吞咽功能有关的神经，如喉返神经、舌下神经等，加强吞咽肌肉的活动并提供感觉刺激。早期大多数 NMES 研究已将它应用于脑卒中后吞咽障碍患者的咽喉部肌肉，帮助恢复喉上抬运动控制，防止声门下误吸。

6. 间歇经口置管摄食（IOE）

IOE 是指用普通硅胶胃管经口腔置入胃内，注食后拔除胃管。此方法既能保证食物的摄入，又避免了长期留置胃管导致贲门肌肉松弛而引发的反流和误吸。IOE 还可以训练口、咽相关肌群，促进喉结上抬，诱发吞咽反射，帮助患者康复。

7. 导管球囊扩张治疗

环咽肌失迟缓是脑卒中后主要并发症之一。窦祖林教授率先创新性地将导尿管应用于环咽肌失弛缓症，通过牵拉球囊时患者配合用力吞咽，可促进舌骨和喉上抬及前移，提高环咽肌的顺应性，从而解除环咽肌痉挛。

（四）吞咽云康复的设想

脑卒中后吞咽障碍患者的康复通常是一个较长期的过程。云康复主要作为上级医疗机构的延伸康复治疗手段，期望在社区及居家康复中得到广泛应用，减少患者住院费用，减轻经济负担。以往主要以电话、QQ、邮件等方式进行远程评估及指导，这些方式存在缺乏规范、效率低下、沟通不畅等缺点。云康复利用互联网对各类康复数据进行整合，通过一套完整的智能评估与治疗的康复程序，根据患者的需要，在线评估并推送康复指导建议，实时监督患者的康复过程，记录患者的康复数据，搭建患者、家属与康复医生之间的沟通、反馈、随访平台。目前云康复主要集中在运动康复及认知康复。吞咽云康复的效果取决于云康复设备是否具备直观、便捷、安全的吞咽障碍评估及训练方案。脑卒中吞咽云康复的设想如下：

1. 区域康复患者的全程管理

与区域内三级医院、二级医院和社区卫生服务中心形成云康复系统，将院内及社区吞咽障碍患者加入云康复系统中，扩大区域康复患者的基数。一方面加强线上医护人员的知识培训；另一方面指导患者尽快熟悉系统，优化康复诊疗流程中的每一个环节。云康复系统应包含吞咽障碍评估常用量表和吞咽训练方法。

2. 远程会诊、转诊

远程会诊摆脱了传统的有线连接，大大降低部署和运维成本，增强了移动性，让专家医生能够随时随地展开会诊。如今 5G 网络的高速率可以支持 4K/8K 高清视频和医学影像数据的实时传输与共享，有效提升判断准确性。

康复云系统可以实现患者与会诊医生之间的及时有效的医疗信息沟通。该系统可快速而准确地对患者的吞咽障碍进行更加精确的康复评估，实时优化个体的精准康复方案，同时也可对线上医护人员进行定期专业培训和继续教育。

3. 共享康复专家资源

共享康复专家资源是目前国内医疗形式下一种全新的区域化救治模式，以区域中心的大型综合医疗机构为中心、各医疗服务机构为网格点，形成"三位一体"的立体模式，不仅使大型综合医院的资源优势可持续发展，而且还可以提高各网格点医院的整体医疗救治水平，实现患者与医院双赢。三级医院、二级医院和社区卫生服务中心形成"三位一体"的网络康复专家资源，通过远程康复系统，共享脑卒中后吞咽障碍患者信息，实现在线评估，制定目标，规范与再优化康复计划，建设优质区域化康复医疗库。

4. 远程康复设备的管理

云康复依靠互联网，借助各类人工智能参与的康复设备，最大限度地提高患者的康复体验，缩短患者康复周期，以此获得理想的远程康复效果，为患者提供同质化康复服务。康复设备的管理包括保障云康复平台的建立、确保设备的维护和设备安全性、保护患者的信息安全等。需要解决的困难在于：①云康复对网络覆盖和通信服务有较高的要求，经济落后地区的网络可能难以支持云康复设备的使用；②云康复终端设备成本较高，尚未普遍纳入医保，对低收入的家庭来说难以实现长期的云康复治疗；③吞咽障碍的训练操作要求较高，操作不当容易导致误吸、窒息，云康复设备要降低操作失误的风险。

（符　俏　李朝健）

第六章 云康复相关研究现状与蓝图规划

一、人工智能与康复

（一）人工智能与康复自动评估

1. 基于人工智能的康复自动评估研究现状

脑卒中上肢运动功能评估包含手臂运动功能评估、手部运动功能评估及上肢运动功能评估三部分。近年来，物联网（Internet of Things，IoTs）、可穿戴传感器网络（Wearable Sensor Networks，WSN）、机器学习等技术的发展为脑卒中患者的康复精细评估提供了一种新的途径。在上肢运动功能评估方面，已有部分研究基于可穿戴设备获取患者运动数据，使用机器学习方法预测患者功能量表得分。

（1）脑卒中手臂运动功能自动评估。

脑卒中患者存在不同程度的神经系统损伤，导致肌张力升高，引发肢体运动控制障碍，常表现为肢体一侧活动受限或瘫痪。上肢手臂运动功能评估的内容包括活动灵活性与稳定性、肌张力、协调性及运动模式等。目前，评估师通过观察法给出功能障碍的产生原因及严重程度。引入深度视频、IMU、sEMG 等传感器设备对评估部位和功能进行客观测量，通过统计分析与机器学习进行自动评估有助于获得客观准确的评估结果。

王跃等通过微型 IMU 传感器采集脑卒中患者上肢手臂运动过程的加速度数据，通过滤波及特征提取处理后，使用极限学习机（Extreme Learning Machine，ELM）算法进行分类，产生对应于 Brunnstrom 分期的评估结果，准确度可达 92.1%。Liparulo 等提出基于几何无约束隶属函数的模糊核分类方法，采集三角肌中束的单通道 sEMG 信号，提取最大振幅、平均振幅等时域、频域特征输入，对 9 位不同程度的脑卒中患者进行 Brunnstrom 分期自动评估，准确率达 92.47%。

Brunnstrom 分期因具有评分简单、耗时短、易被患者接受等特点在临床中被广泛应用，但同时也具有敏感性差等不足。FMA 评估法在 Brunnstrom 分期的基础上对评估项目与评分规则进行了细化，提高了评估信度和敏感度，但同时也增加了临床应用及科研难度。

Chiang 等使用表面肌电电极采集三角肌前束、三角肌中束、肱三头肌长头、肱三头肌外侧头、肱二头肌、背阔肌和肱桡肌的表面肌电信号，引入隐马尔科夫模型提取患者运动状态特征，通过多变量自回归模型对脑卒中患者运动功能障碍进行评分，准确率达 90%。Lee 等构建脑卒中患者上肢运动功能 FMA 自动评估系统，使用深度传感器 Kinect 和力量电阻传感器采集人体关节相对位置信息，根据量表评分要求将 33 项上肢评估任务分为 5 种类型，设计二进制逻辑分类算法以预测患者 Fugl-Meyer 量表分数。实验结果显示，系统能对 79% 的评估任务进行自动评估，评估时间比传统评估方式减少 85%，准确性达 92%。

（2）脑卒中手部运动功能自动评估。

随着现代医学的快速发展，康复医学向个性化、精确化、远程化、智能化发展，精准评估是脑卒中康复评估的必然趋势。为弥补传统评估方法的不足，同时方便家庭环境下的康复评估开展，融合传感器技术和机器学习实现运动功能自动评估日益受到重视。已有的手部运动功能自动评估研究主要采用两种方式进行手部运动功能的客观测量：非接触式系统和接触式系统。典型的非接触式系统通过使用基于相机的设备和图像处理技术来捕获手势；接触式系统则常依赖惯性运动测量或者电生理信号测量的传感器，如加速度计、表面肌电等。

Cheryl 等利用 Kinect 传感器提出了一种无标记的手部运动功能测量系统，使用 Kinect 采集的图像数据，提出了 Grip 分类算法进行手指关节角度的预测，与实验室的有标记运动捕捉系统进行对比验证，结果表明该无标记测量系统可以达到 78% 的准确度。Fang 等利用便携式红外成像设备同时对手的多个关节角度进行测量，并且提出一种新的手指关节活动角度数据与 FMA 量表的映射方法，从而实现基于红外成像的 FMA 定量评估，使用相关系数法（Correlation Coefficient，CC）和百分比残差法（Percentage Residual Difference，PRD）对所提出的测量系统进行了性能评估和基准测试，经过 15 例脑卒中患者及 10 位健康人的临床试验，CC 值为 0.9672，PRD 值为 8.8%，相关系数较高。

这些非接触式手部运动测量系统不需要用户佩戴任何设备，大多是基于视觉成像的方式对手部运动轨迹进行刻画，但是这样的系统容易受到环境条件的影响，如照明和遮挡。相比之下，基于接触的设计在医疗环境中更为实用。

Yu 等提出了一种脑卒中患者的远程定量 Fugl-Meyer 评估框架，其中使用了 2 个加速度计和 7 个柔性传感器来监测上肢、手腕和手指的运动功能，应用 Relief 算法寻找最优特征子集，建立了基于极值学习机的集成回归模型，将传感器数据映射到临床 FMA 评分。24 例脑卒中住院患者参与了临床设置的实验，其中 5 例患者出院后参与了家庭设置的实验。临床和家庭环境下的实验结果均表明，所提出的定量 FMA 模型能够基于可穿戴传感器数据预测 FMA 评分的判定系数可达 0.917。Lin 等设计了一种集成六轴惯性测量单元传感器的数据手套系统，用于评估脑卒中患者的手功能，并且根据运动学知识提出了三个数据特征参数，应用 K-means 对患者进行 Brunnstrom 分期预测，对 15 名健康受试者和 15 名脑卒中患者的临床试验表明，该系统的 Brunnstrom 分期准确度达 70.22%。

（3）脑卒中上肢运动功能自动评估。

上肢功能性活动是多关节参与的活动，上肢关节及手运动的灵巧性及协调性都是上肢功能性活动的重要部分。约 70% 脑卒中的幸存者遗留不同程度的上肢及手运动功能障碍，如不及时进行有效的治疗，会导致手部肌肉萎缩、手指痉挛，最终遗留严重的后遗症，严重影响患者的运动功能和生活质量。脑卒中患者上肢运动功能有效的恢复干预需要建立在准确的运动功能评估结果的基础上。近年来，随着神经电生理技术、生物力学、康复机器人、微型传感器等新技术广泛应用于临床，对脑卒中上肢运动功能的客观定量评估方法的研究日益增多。

Wang 等立足于脑卒中患者家庭环境的康复需求，提出了一种基于支持向量回归（Support Vector Regression，SVR）的评估模型，以自动估计肩肘运动的 FMA 评分。通过分析在肩肘 FMA 执行 4 个任务期间记录的加速度计数据来获得估计值，并且使用了基于 Relief F-SVR 的组合特征选择方法，以简化计算并提高模型性能。有 24 名受试者参与验证实验，结果表明，使用提出的模型可以准确估计肩肘 FMA 评分，并且交叉验证预测误差值为 2.1273。Villán-Villán 等提出了一种基于阈值规则的 FMA 新颖客观运动评估方法，可以自动计算 FMA 量表中 14 个上肢运动评估项目的客观评分以及 FMA 全局客观评分，并对估计的客观评分进行解释。结果表明，计算出的总体评分与治疗师的得分有显著相关性（0.783 和 0.938，$P<0.01$），并且每个动作的所有客观评分都与治疗师给出的分数相关，相关系数可以达到 0.981（$P<0.01$）。

2. 基于人工智能的康复自动评估实践

（1）基于时间注意力循环神经网络的手臂运动功能自动评估。

脑卒中患者会伴随不同程度的神经系统损伤，导致肢体运动功能障碍，在上肢常常表现为手臂、肩关节、肘关节、腕关节的活动受限以及联合反应与协同运动异常。因此，脑卒中患者手臂运动功能评估主要对手臂完成简单重复动作过程中的灵活性与稳定性、肌张力、协调性及运动模式等进行评估。目前针对临床量表法存在的主观性缺点，已有部分研究通过可穿戴传感器和传统机器学习分类方法实现自动评估，但采用的数据分析方法根据先验知识提取传感器数据时域、频域静态特征，忽略了数据动态变化及相互间的依赖关系，导致特征提取欠充分并影响评估结果的准确性。本研究拟采用时间注意力循环神经网络模型实现脑卒中患者手臂运动功能自动评估。

1）实现方法：针对现有的运动功能康复评估体系，本研究提出了基于时间注意力循环神经网络的脑卒中患者手臂运动功能自动评估方法，如图 6-1 所示，主要包含数据准备、数据处理及手臂运动功能 Brunnstrom 分期三部分。在数据准备阶段，经过对国内外自动评估的研究调研，结合临床和康复患者的需求，首先自行设计惯性测量单元可穿戴传感器，用于采集三轴加速度、三轴角速度及三轴磁强数据。其次根据手臂运动功能评估常用量表的评估要求及临床专家指导设计了摸肩、摸头等简单的康复评估动作，用于最大限度地区别不同程度的患者运动功能障碍。由于传感器在不同环境下容易受到干扰，为了保证数据的质量，需要对采集的原始数据进行误差及过滤等预处理。在数据处理阶段，我们将基于传感器信号的自动评估任务建模为多变量分类任务，提出具有时间注意力的循环神经网络（Time Attention Recurrent Neural Network Model，TARM）模型，通过其序列分类能力，自动提取手臂运动功能状态（强度、频率和幅度等）相关的生理信号特征。最后实现手臂运动功能 Brunnstrom 分期。

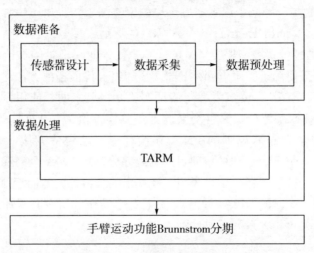

图 6-1 脑卒中患者手臂运动功能自动评估总体流程

本研究提出了一种新的深度学习结构——时间注意力循环神经网络模型，用于分析上肢运动过程中的惯性运动传感数据。TARM 用于手臂运动功能自动评估的总体流程如图 6-2 所示。传感器数据和人口统计学信息经过数据预处理后使用 TARM 进行特征提取，以数据样本的真实评估结果为标签构建评估结果预测模型。

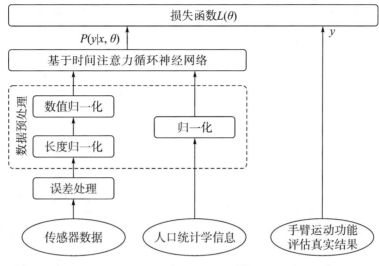

图 6-2　TARM 用于手臂运动功能自动评估的总体流程

2）数据集：为完成对所提出模型进行脑卒中各个分期患者分类的模型性能验证，需要具有相应的训练及测试数据集，实验的动作在临床专业医生的指导下进行，这些医生均为具有丰富的脑卒中患者康复研究和脑卒中康复治疗经验的康复医生。根据已有研究结果，在检测具有不同程度损伤的患者的肢体活动度差异的测试中，至少需要 20 位受试者（每组 5 位）才能达到 0.95 的统计能力，因此，本次实验共有 36 位健康人参加［男性 20 名，女性 16 名，年龄（23±1.5）岁］。每位受试者进行一次脑卒中患者 Brunnstrom Ⅱ～Ⅵ期上肢运动功能障碍的模拟实验，因为Ⅰ期患者无任何运动，故本次实验不予考虑，相当于处于每一期的数据样本数都为 36，总共样本数达 180。

IMU 传感器用于测量肩关节、肘关节附近肢体的加速度、旋转角速度以及运动方向数据，绑定在患者患侧的大臂中部、前臂中部两处（加速度传感器位于上肢的几何中心，前臂上的加速度传感器与肘关节之间的距离为 10cm，而上臂的加速度传感器与肱骨外上侧间的距离为 8cm）。

以摸肩运动为手臂评估活动，观察受试者上肢的运动能力。正常情况下，一个完整的动作流程包含以下四个步骤。

起始位：受试者舒适地坐于椅子上，坐正，躯干挺直，头正，颈直，双上肢自然下垂于身体两侧（中立位），下肢自然放松屈膝 90°。

在矢状面上上举偏瘫侧手臂，举至水平面高度（肩关节前屈 90°）。

屈曲肘关节，用手掌触摸对侧肩膀（肘关节屈曲，前臂旋前）。

上肢自然回到起始位（肩关节后伸，肘关节伸直，前臂旋后）。

整个活动需要以可控的速度完成，不能过度摆动，这个运动通常也作为一种康复治疗动作来进行训练。在实验过程中，所有的受试者都必须在没有任何帮助的情况下完成动作，以反映他们真实的身体功能。执行动作需要多个肌肉群的作用。肘关节的伸展和屈曲运动可以显示肘关节的痉挛程度和协同模式，为了顺利完成动作，肌肉力量和关节灵活性也会受到测试。实验正式开始前，研究人员向受试者讲明实验要求并示范关键动作 1 或 2 次，受试者练习数次直至熟练，安静休息 2 分钟后正式采集数据。受试者根据身体情况连续执行不同分期情况下的评估动作，每个动作应在 10 秒内不间断地完成，每次之间休息 2~3 秒，过程中惯性测量单元会自动检测动作和采集相应的时空数据。

3）实验结果：将数据集以 0.8、0.1、0.1 的比例随机分为训练集、验证集和测试集。每种方法对训练集执行 100 次迭代，并以测试集上表现最佳的迭代参数作为最终结果。图 6-3 显示了 TARM 及对比算法进行自动评估的实验结果。

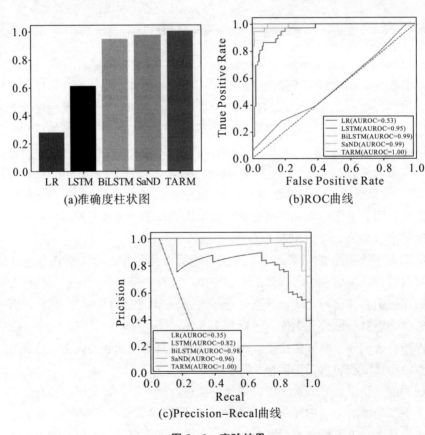

(a)准确度柱状图　　(b)ROC曲线

(c)Precision-Recal曲线

图 6-3　实验结果

从图 6-3 中我们观察到，基于循环神经网络的深度学习模型在所有指标上的性能均优于线性模型。就逻辑回归模型而言，其在 5 个类别上的平均准确率为

27.80％，平均 AUROC 为 0.53，AUPRC 为 0.35，是所有模型中表现最差的，这与之前将神经网络与时序数据的线性模型进行比较的研究结果一致，深度学习方法比传统学习方法在参数上更复杂，可以自行提取更丰富、更准确的特征。另外，我们可以发现，我们所提出的 TARM 模型在所有指标上都比对比算法具有更好的性能，准确率为 100％，AUROC 和 AUPRC 都达到了最大值 1.0。

（2）基于滤波器正则化全卷积神经网络的手部运动功能自动评估。

我国永久性功能障碍分级标准中，手指功能障碍占上肢功能的 90％。脑卒中是常见的导致手功能障碍的原因，55％～75％存活的脑卒中患者会遗留肢体功能障碍，其中手功能障碍约占 80％。被动和主动的手部康复训练都有利于提高手部力量和灵巧度。然而，手的康复计划应该基于对手功能的准确评估。在现有康复评估体系中，手部运动功能主要通过主观观察评估，而主观观察在很大程度上取决于治疗师的经验。传统方法由于其主观性强，难以满足临床的定量分析要求。此外，在不同的地区和组织中采用不同的临床评估方法，进一步加剧了这一问题。近年来，随着神经电生理技术、微型传感器等新技术广泛应用于临床医疗，对脑卒中患者肢体功能障碍的客观评估成为可能，但其所带来的海量数据分析给临床医生带来了巨大的挑战。因此，采用人工智能等计算机技术进行数据分析得出临床可靠的客观结论以实现康复医学中手和身体功能分析的自动化非常重要。从这样的系统产生的评估结果不仅将为康复训练处方提供精确的信息，而且还将指示其在训练过程中的功效。本研究采用深度卷积神经网络方法对可穿戴传感器数据进行分析，对患者手部运动功能康复的 Carroll 手部运动功能测试结果进行预测。

1）实现方法：传统的量表法如 ARAT、Carroll 手部运动功能测试、Jebsen-Taylor 手部功能测试用于确定患者手部功能的稳定性、平滑度等详细信息时，需要治疗师进行触觉主观感知，在测量患者手部功能恢复的进展以及评估患者在康复过程中手部运动的质量时面临困难。半导体技术的进步已经使传感器小型化，采用惯性测量单元（IMU）可以实现对手指关节活动范围的测量，然后建立数学几何模型，可用于计算手指关节活动度。在完成抓、捏、握等精细动作时，通过柔性的压力传感器数据，可以对手部肌肉力量进行间接客观测量，使用深度卷积神经网络对时间序列进行编码分类学习，依据临床量表评估规则，实现手部运动功能的客观自动评估。技术路线见图 6-4。

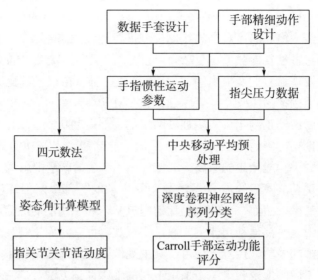

图 6-4　手部运动功能自动评估技术路线图

　　基于 IMU 和压力传感器的两种传感器信号可分别从惯性运动和肌力变化两个维度对受试者手部运动功能进行客观反映。本研究构建深度学习模型，将手指惯性运动参数和指尖压力数据相结合进行手部运动功能评估，模型由两个独立的滤波器正则化全卷积神经网络（RFCN）组成。两个子网络的输入分别为同一次评估过程采集的 IMU 数据和指尖压力数据，每个子网特征输出作为全连接层的输入，得到手部基于 Carroll 量表的运动功能评分，总体流程见图 6-5。

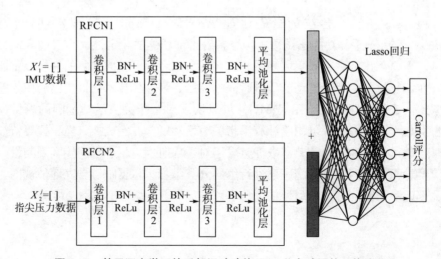

图 6-5　基于深度学习的手部运动功能 Carroll 自动评估总体流程

2）数据集：我们使用了两种类型的可穿戴传感器（加速度计和柔性压力传感器）进行手部运动功能测量。加速度计测量手指关节的活动范围，柔性压力传感器监测手指尖的用力分布情况。加速度计传感器芯片（MPU9250）分辨率随量程（g）增加而降低，该芯片在最小量程±2g时可使测量倾角变化小于$1.0°$，这就保证其可用于手部小范围运动捕捉。压力传感器精度可达$0.11\%FS$，可以轻松识别手指用力的细微变化。所有传感器的采样频率设置为20Hz，主要是基于以下两个考虑：①每次完成一个任务需要10～15秒，即这些任务的频率小于1Hz。因此，20Hz就足以捕捉这些运动的特征。②较低的采样频率可以降低传感器的功耗，使可穿戴设备可以持续工作更长时间（约10天，1小时/天），消除过于频繁充电给脑卒中患者带来的困难。实验的动作应在临床康复医生的指导下进行。实验共召集实验室志愿者35名，其中男性19名，女性16名，年龄（23.4±1.6）岁，手部运动功能Carroll评分在39～99分之间。

在实验开始前，受试者需要按照指示佩戴传感器，要注意保证压力传感器位于各个手指的指尖，IMU传感器位于手指关节中间部分，使用医用双面胶带进行固定，保证其不会轻易晃动，更不能给正常手指活动带来影响。

根据在临床中广泛使用的Jebsen－Taylor手部功能测试、Carroll手部运动功能测试等手部功能评估量表，针对手部完成抓、握、捏及翻转等运动功能要求，设计以下几个动作，并测量完成过程中数据手套的加速度、角速度和手指压力。

抓方块物体：受试者需要抓起放在桌面上的大小规格不同的正方体木块并放下（实验使用的三种木块尺寸分别为10cm×10cm×10cm、5cm×5cm×5cm以及2.5cm×2.5cm×2.5cm，重量约570g、75g与10g），以测量手部抓取物体的能力。收集数据手套测量的运动学数据和压力数据。

握圆柱物体：受试者需要握住并提起放在桌面上的大小规格不同的圆柱体木块并放下（实验使用的两种木块直径分别为4cm与2.2cm，重量约500g、125g），以测量受试者手部握住物体的能力、手指肌力与拇指灵活性。收集数据手套测量的运动学数据和压力数据。

翻转卡片：受试者需要将桌面上的卡片反面向上放回桌面。除拇指外的所有手指拉直将卡片从桌子上拿起，弯曲手指将卡片正反面翻转，放回桌面。该动作的目的是测量受试者的手部屈曲能力。

实验正式开始前，研究人员向受试者讲明实验要求并示范关键动作1或2次，受试者练习数次直至熟练并安静休息2分钟后正式采集数据。受试者根据身体情况连续执行上述3个动作并重复5次，每个动作应不间断地完成，每次之间休息2～3秒，过程中传感器会自动检测动作和采集相应的时空数据。

3）实验结果：我们将数据集以5折交叉验证的方式对本研究提出的方法

（即对比算法）进行了性能验证，每种方法在训练集设置 100 次迭代，如果模型在 5 个 Epoch 内没有性能提升，则提前结束训练。以验证集上表现最佳的迭代参数作为最终结果，各个模型在测试集上的泛化性能见表 6-1。模型 Carroll 预测值通过临床医生的评分进行评估，评估指标有均方根误差（RMSE）、R-square 决定系数（R^2）以及校正决定系数（Adjust-R^2）。

表 6-1 Carroll 预测算法性能对比

模型	RFCN	CNN	SVM-FS	ELM-FS
RMSE	4.29	4.81	5.43	5.62
R^2	0.93	0.91	0.88	0.87
Adjust-R^2	0.79	0.73	0.66	0.63
训练时间（分钟）	10.34	12.07	6.54	4.29

本研究所提出的方法在三个性能指标上均占有更大的优势，R^2 达到最好的 0.93，比排在第二位的 CNN 模型提高了 0.02，说明所提出的方法用于手部运动功能评分预测具有有效性。另外，我们还可以观察到深度学习方法在本研究的时间序列回归任务上比传统机器学习方法要好上一个层次，R^2 均大于 0.9，但是在训练时间的效率上来看，深度学习方法由于参数更多，层数更深，其训练时间大大增加，是传统机器学习方法的 2 倍左右。本研究的深度学习模型在迭代 100 次的情况下需要 10 分钟以上，而 RFCN 方法由于添加了去相关滤波器正则化，并且在每个卷积层后都有 BN 操作，能够去除一部分冗余的滤波器，加快模型的训练过程，相比没有这些操作的 CNN 而言，加快了 2 分钟左右，这在临床的实际应用中将是重要的提升，加快响应时间可以提升用户的体验。

为了更直观地展示各个模型在手部运动功能自动评估任务上的表现，我们将在测试集上各个模型的 Carroll 预测评分和临床医生得到的 Carroll 评分进行回归分析，绘制了图 6-6 所示的相关性散点图。每个点的横坐标为临床医生根据量表规则得到的 Carroll 评分，纵坐标表示算法模型得到的预测值，斜线表示线性相关方程。从图 6-6 中可以看出，各个模型得到的预测结果与实际结果之间的误差差别明显，本研究所提出的方法实现的预测值与真实值的误差方差更小，点紧密分布在斜线两侧，而其他方法图中点的分布范围更广，表示与真实值的偏差更大。

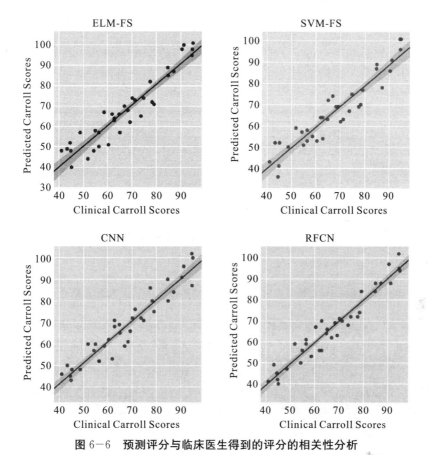

图 6－6　预测评分与临床医生得到的评分的相关性分析

（3）基于分组约束卷积循环神经网络的上肢运动功能自动评估。

上肢运动功能的恢复是患者实现生活自理、重新回归家庭和社会的重要保证，对上肢运动功能的评估包含手臂及手部的上肢分离与协同运动以及眼－脑－上肢的协同运动的灵活性与稳定性评估。对活动过程基于视觉方式进行记录，使用卷积循环神经网络对上肢各个关节和运动轨迹进行捕捉，对各个动作进行识别并分类学习。

1）实现方法：为了解决传统量表评估法存在的问题，已有对脑卒中患者上肢运动功能的自动评估进行了一些研究，然而，仍然存在一些局限性。首先，研究主要使用可穿戴传感器来获取人体运动数据，如广泛使用的加速度计（或惯性测量单元和表面肌电传感器）。但在实际的应用中，佩戴它们需要相当长的时间，而且容易引起患者的不适。其次，我们在之前的研究中发现，由于脑卒中患者的协同性不佳和肌肉挛缩，将传感器固定在患者身体上存在困难，并且有线数据传输方式会给患者活动带来影响，但无线传输容易存在噪声，需要进行细致的预处理工作。此外，已有的研究常常使用机器学习算法（如随机森林、极限器学习机、支持向量机和人工神经网络等）对获得的数据进行临床量表得分预测。之前的研究可以证明，深度学习方法相比传统方法在处理高维复杂的数据方面存在优势。本研究就脑卒中患者上肢运动功能提出了一种可在临床环境中实际应用的自动评估系统，通过对临床常用量表 FMA 评估项目和评分细则的分析，采用非接触式深度传感器进行上肢动作捕捉，减少传感器佩戴时间和所需的专业知识，再使用所提出的深度学习方法进行上肢骨骼关节点运动特征提取，克服机器学习方法对视频图片分析需要特征工程的困难，最终基于提取的特征预测 FMA 评分。技术路线见图 6-7。

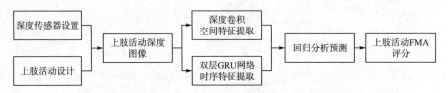

图 6-7 脑卒中患者上肢运动功能自动评估技术路线图

　　本研究使用分组约束卷积循环神经网络（Group-constrained Convolutional Recurrent Neural Network，GCRNN）完成这一任务，GCRNN 模型见图 6-8。该网络首先包含三个全卷积网络层，用于提取骨骼点位置信息之间的空间特征，再使用最大池层（Max-pooling）保证数据中的小失真和顺序特征不变的情况下降低特征维度，接下来的两层双向门控循环单元（GRU）有助于时间特性的建模，最终通过全连接 Lasso 回归分析进行 FMA 评分预测，在全连通层上施加的稀疏组约束（Sparse Group Lasso，SGL）也在一定程度上揭示了数据中的重要区域，达到了与注意力机制类似的效果。

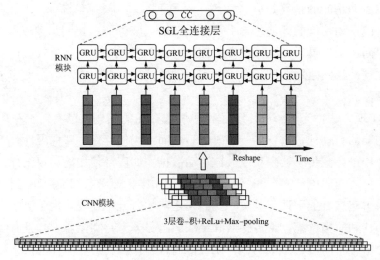

图 6-8 GCRNN 模型

2）数据集：本实验一共召集健康志愿者 15 名，其中男性 9 名，女性 6 名，年龄（22.6±1.4）岁，每位志愿者随机模拟上肢运动功能 FMA 评分在 30～100分之间，并且能保持坐姿。

受试者自行坐在实验环境下的椅子上，配合实验人员调整好姿态角度以便能更好地采集数据，然后受试者需要在指导下依次重复完成以下上肢评估动作。

肩屈曲：受试者坐在椅子上，尽可能向前抬高偏瘫侧的上肢，保持 5 秒，最后回到初始位置。

肩外展：受试者坐在椅子上，尽可能侧向外展偏瘫侧的上肢，然后保持 5秒，最后回到初始位置。

前臂旋前旋后：受试者坐在椅子上，肩 0°、屈肘 90°的情况下，前臂旋前旋后。

手指对捏：患侧上肢肩 0°、屈肘 90°的情况下，尝试使用大拇指触摸小指，然后移回到初始位置。

移动圆柱物体：使用患侧手拿起桌面上一侧的圆柱物体，然后移动至桌面的另一侧放下。

每个评估动作都有一个指导视频，要求受试者在观看视频时尽最大努力（模拟）完成评估动作，同时有两位评估人员负责根据动作的完成情况按照 FMA 的评估要求和经验进行评分，然后将 FMA 评分求均值，并作为该受试者的真实FMA 评分用于模型训练。每位受试者在实验前会观看动作指导视频，熟悉动作并练习 3～5 次后再开始实验。实验过程中受试者需要连续完成所有 5 个动作，中间间隔 2～3 秒稍作休息，便于后期数据拆分。受试者可以根据自身身体条件重复 3～5 次。整个实验过程使用摄像机进行记录，测量每个实验过程所需的时间，并分析受试者的动作。

3）实验结果：我们将数据集以 5 折交叉验证的方式对本研究提出的方法（即对比算法）进行了性能验证，每种方法在训练集上进行 100 次迭代，并以验证集上表现最佳的迭代参数作为最终结果。模型输出为上肢运动功能 FMA 评分预测值，通过和临床医生的评分进行相关性分析评价其性能，使用决定系数（R^2）、均方根误差（RMSE）以及校正决定系数（Adjust－R^2）作为模型性能指标。

我们首先分析了所提出的算法对 5 个评分任务单独的评分相关性分析结果，以及使用 5 个任务的数据进行 FMA 预测的相关性分析结果（图 6-9）。我们可以发现任务 1、任务 2 和任务 5 与 FMA 的相关性较高，单独使用这些评估任务时可以达到 0.88、0.85、0.87 的决定系数，由于任务 3、任务 4 只有局部的手部动作，与整体 FMA 评估项目的相关性较弱，所以与临床医生的 FMA 评估的一致性只有 0.78、0.72。当我们将 5 个评估任务的骨骼点数据全部输入至模型进行 FMA 预测时，虽然所取得的决定系数相对于使用单个任务数据作为输入时有所提升，但提升效果不明显，决定系数达到比任务1、任务5结果更低的0.86。

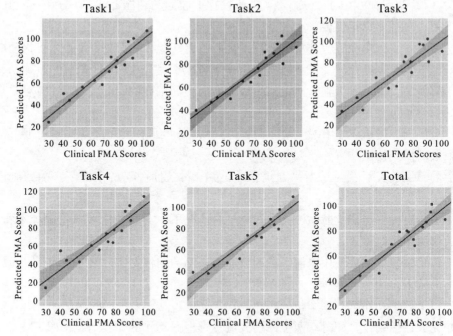

图6-9 单个评估任务数据预测FMA结果

　　为了实现使用尽可能少的评估任务完成上肢运动功能自动评估，我们在不同任务数量和任务组合的情况下进行预测，以争取发现最合适的评估任务个数和组合。根据图6-9所示的实验结果，我们对部分可能较好的组合进行了对比验证实验，结果见表6-2。

表6-2　评估任务组合对比

任务数量	任务组合指标	RMSE	R^2	Adjust$-R^2$
2	任务1、任务2	7.29	0.86	1.19
	任务2、任务5	7.30	0.86	1.21
3	任务1、任务2、任务5	7.25	0.88	1.23
	任务2、任务4、任务5	7.90	0.84	1.25
	任务2、任务3、任务5	7.26	0.87	1.19
4	任务2、任务3、任务4、任务5	7.81	0.85	1.24
	任务1、任务2、任务3、任务5	6.57	0.89	1.17
	任务1、任务2、任务4、任务5	7.40	0.86	1.22
5	任务1、任务2、任务3、任务4、任务5	7.37	0.86	1.21

由表 6-2 可以看出，当任务组合为"任务 1、任务 2、任务 3、任务 5"时，能够达到最大的决定系数 0.89。当任务数量为 2 时，由于覆盖的 FMA 评估项目太少，所能提供的上肢运动特征也较少，使得整体的决定系数较低。当评估任务数量为 3 时，相对于任务数量为 2 的情况有了较大提升，但是不同的任务组合对实验结果也有影响。由于任务 4、任务 5 都是针对手部的功能评估，包含这两者的任务组合提供的运动功能特征存在重叠。另外，"任务 1、任务 2、任务 5"的任务组合可以提供更多的运动特征，如从肩外展、前屈、抓握能力等多个维度提供运动特征，覆盖更多的 FMA 评估项目。

（二）人工智能与康复辅助决策

1. 基于人工智能的康复辅助决策研究现状

（1）脑卒中诊断的辅助决策。

脑血管突然破裂出血或脑血管阻塞导致血液无法流入大脑，造成脑组织损伤从而引起脑卒中。脑组织长时间受损会给患者造成极大危害，因此脑卒中的早期、快速诊断非常关键。目前针对脑卒中诊断的辅助决策研究主要针对脑卒中类型诊断、病变部位诊断。

对于脑卒中类型诊断的辅助决策，Mirtskhulava 等将严重感觉异常、有无移动能力障碍等与脑卒中风险相关因素（吸烟史、糖尿病史等）相结合，共纳入 16 个属性作为模型输入。使用莱文贝格－马夸特（Levenberg－Marquardt）反向传播算法用于训练网络，最后为脑卒中患者建立双层前馈网络的诊断模型。Mesri 等通过在患者头部周围放置天线阵列进行微波测量，检测患者的纳入情况。微波测量装置由 10 对发射和接收天线组成，首先通过对每对天线进行扫描，扫描 100MHz 到 3GHz 的频率，估算出阵列系统微波散射数据。然后使用高阶奇异值分解（High Order Singular Value Decomposition，HOSVD）对微波散射数据进行分类。最后使用临床数据对分类器的性能进行分析。实验结果显示，从健康受试者中识别出血性脑卒中的实验敏感性和特异性达到 100%；缺血性脑卒中患者与出血性脑卒中患者相比，其 HOSVD 分解后的角度值更大，且在发病早期测量的分类效果最佳。

目前已有多项关于脑卒中患者病灶部位、大小与神经损伤、残疾相关的研究。获得较为精确的病灶体积能够帮助客观量化脑卒中病情及预后评估。确认病灶对于后续治疗十分重要。Rajini 等提出一种自动检测缺血性脑卒中微小病灶的新方法。该方法将计算机断层扫描图像中的缺血性脑卒中区域与健康组织分离，总体流程分为预处理、分割、脑中线追踪、纹理特征提取及分类五个阶段。缺血性脑卒中早期诊断方法的应用，提高了临床工作的效率和准确性。实验结果显示，在该方法中支持向量机、K 近邻算法、人工神经网络及决策树算法的准确率分别为98%、97%、96%和92%，平均重叠度、平均精度和平均召回率分别为98%、99%和98%。

（2）脑卒中治疗的辅助决策。

目前临床上脑卒中的治疗主要包括药物治疗、手术治疗及康复治疗。

在针对药物治疗的临床辅助决策中，研究人员针对较为复杂的溶栓治疗、抗凝治疗及其他药物治疗进行了研究，主要使用机器学习、图像处理等计算机方法对患者数据进行处理，得到药物辅助决策结果后对医生进行结构化展示。

Bentley等使用106例（16例SICH）急性缺血性脑卒中患者的CT图像预测患者是否应进行溶栓治疗。实验采用SVM（Support Vector Machine）算法进行预测分析，使用100例患者信息作为模型输入，其余6例作为测试集，进行多次交叉验证。SVM预测模型的AUC（Area Under Curve）为0.744，其他预测模型的AUC在0.626~0.720之间。实验表明，该模型能够很好地区分SICH与非SICH患者。Zhao等通过收集患者脑卒中症状量表、历史疾病信息、舌脉诊断信息以及理化指标等300多个指标，使用统计分析、特征选择、降维等方法最终得到36个特定指标，将患者与中成药、中成药与中成药之间向量表示的相似结果进行融合，得到中成药治疗脑卒中的辅助决策模型。实验结果显示，35名患者中针对21种药物的用药平均精确度达到85.79%，针对每位患者用药的平均精确度达到62.69%。

针对手术治疗，目前临床辅助决策研究主要致力于帮助医生判断患者是否需要进行手术以及术中信号实时监测等。

Acharya等基于颈动脉超声图像对粥样硬化斑块分类，首先采用二维离散小波变换进行特征提取，其次使用核函数将特征映射到更高维度的空间，最后通过SVM进行分类，识别患者是否需要颈动脉内膜剥脱术（Carotid Endarterectomy，CEA）。实验结果显示，分类模型对346例颈动脉超声图像的分类准确度、灵敏度、特异度分别达到83.7%、80.0%和86.4%。Sombune等提出了一种用于颈动脉支架术中脑栓塞实时监测的自动分类算法。使用自适应小波包变换对患者的经颅多普勒超声（Transcranial Doppler，TCD）信号进行术中风险信号检测后，通过顺序特征选择算法提取信号的7个主要特征，将7个特征作为模糊神经网络输入，生成模糊规则用于监测脑栓塞。实验通过对19名患者的TCD信号进行交叉验证，分类结果的准确度和灵敏度分别为90.5%和91.5%。

针对康复治疗，目前临床辅助决策系统主要为患者的运动功能障碍、认知功有障碍等制订个性化的康复治疗方案。

在运动功能障碍方面，Zhao等使用Kinect为在家进行康复训练的用户提供自动实时评估、反馈和指导。通过创建静态规则和不变规则检测动作不规范的帧，同时创建动态规则检测用户动作重复情况。实验通过对 8 名正常受试者进行保龄球、髋关节外展和坐姿三种康复训练测试，证明该系统可以代替治疗师进行康复训练指导。Solana 等提出为认知功能障碍患者提供个性化远程康复服务的决策支持平台。该平台为患者提供个性化任务分配、医患交流等服务，为治疗师提供远程监控服务。对治疗师以及患者进行问卷调查的结果显示，该平台可用性得分高于 70 分，成本仅为传统康复的 1/20。

（3）脑卒中预后预测的辅助决策。

预后预测是通过结合当前临床医学干预水平、临床经验来判断疾病的近期和远期疗效、转归或进展的程度，以及后续所需要的治疗时间和程序等。Townsend 等提出一种计算框架，通过构建本体，使用语义增强数据挖掘技术从现有医疗资源中获取相关知识，预测神经运动功能恢复水平，帮助治疗师更好地制订干预治疗计划。

Nijland 等提出了一种脑卒中后功能预后的早期预测方法。该方法使用 22 名脑卒中患者进行计算预测模型构建，分别采集 131 名脑卒中患者入院后 72 小时、3 个月以及 6 个月后的上肢功能评分进行模型评估，将预测结果与治疗师人工预测结果进行对比。实验证明该方法的准确率远远高于治疗师人工预测。

Scalzo 等提出急性脑卒中后组织结局的定量预测模型。该模型以发病后组织状态作为输入，使用流体衰减反转恢复和多模态灌注特征作为判断依据来预测组织结局。该预测问题被转换为一个非线性光谱回归问题，其中输入是从流体衰减反转恢复和灌注图像中提取的局部多模态长方体。对 7 例脑卒中患者的实验证明了该方法在预测组织结局方面的有效性，以及与传统线性模型相比的优越性。

2. 基于人工智能的康复辅助决策实践

（1）基于注意力机制和双向 GRU 网络的脑卒中偏瘫辅助诊断。

脑卒中患者的早期诊断对于后续治疗尤为关键。根据诊断情况，有针对性地采取治疗措施能够有效改善患者预后。脑卒中患者的诊断包括患者分型和分期。其中分型指脑卒中类型，脑卒中类型主要包括缺血性脑卒中和出血性脑卒中两大类；分期指患病严重程度，与病变部位、大小等有关，主要为功能障碍的严重程度。而脑卒中患者最常见的功能障碍为运动功能障碍（偏瘫），因此针对脑卒中患者的偏瘫分期诊断尤为重要。

1）实现方法：传统偏瘫分期的诊断依赖医生的经验，经验较少的医生会存在误诊现象，且受医生本人主观因素影响较大。为克服传统诊断中存在的问题，本研究提出脑卒中偏瘫辅助诊断模型。通过患者电子病历提取患者查体情况与评估结果，训练基于注意力机制与双向 GRU 网络得到患者患病特征，然后通过 Softmax 对患者特征进行分类，最终得到患者偏瘫分期预测结果。

传统双向 GRU 网络虽能提取上下文中的语义特征，但是忽略了不同词语包含的信息程度不同。添加注意力机制可对蕴含更多信息的词汇和句子赋予更高权重，提高分类准确度。以其中一条数据为例，患者专科查体与评估情况如下：患者左侧肢体偏瘫。改良 Ashworth 分级：踝跖屈肌肌张力 1 级。监护下可扶拐站立，少量帮助下可扶栏杆步行 30 米。Brunnstrom 分期：下肢Ⅲ期。由于患者左侧上肢较无力，自主活动较差，导致患者需要他人帮助完成自理活动。Fugl-Meyer 评分：①运动：下肢 17 分，共同运动不完全；②平衡 8 分；③感觉：减退；④被动关节活动度：正常；⑤疼痛：无疼痛。由于患者躯干力量较弱且颈椎、腰部有疼痛，导致患者转移时需要帮助。由于患者左侧手部无活动，患者依赖家属、护工照顾。将整段查体与评估结果看作一个文档。

　　其中的每个词、句组成文档的词与句。以数据样本中的一句话为例：由于患者左侧上肢较无力，自主活动较差，导致患者需要他人帮助完成自理活动。将整句话看作组成文档的句子。该句分词结果为：由于/患者/左侧/上肢/较/无力/自主/活动/较差/导致/患者/需要/他人/帮助/完成/自理/活动。"由于""患者""左侧"等都看作一个词。对于这句话来说，"较差""无力"这种词更能反映患者身体状况。所以将注意力机制融入双向 GRU 网络中能够更好地提取查体与评估结果中的语义信息，基于注意力机制和双向 GRU 网络结构见图 6-10。

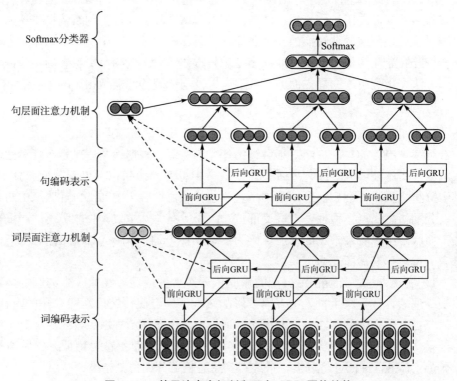

图 6-10　基于注意力机制和双向 GRU 网络结构

2）数据集：数据包括589名脑卒中后偏瘫患者的评估信息、查体信息以及偏瘫分期结果。将该数据作为脑卒中患者分期的训练集和测试集。使用脑卒中后偏瘫患者的专科查体情况与评估信息作为输入。使用患者偏瘫分期结果作为输出。患者分期包括软瘫期、痉挛期、恢复期。在589名真实患者数据集进行模型训练和模型验证，将实验结果与卷积神经网络、多层感知机和LSTM模型进行对比（图6-11）。

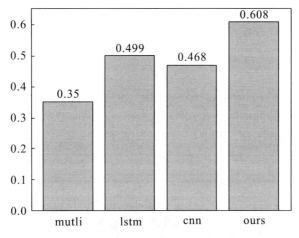

图6-11　辅助诊断模型准确率直方图

损失函数可以很好地反映模型与实际数据的差距。损失函数越小，模型鲁棒性就越好。辅助诊断模型损失函数变化折线图见图6-12。

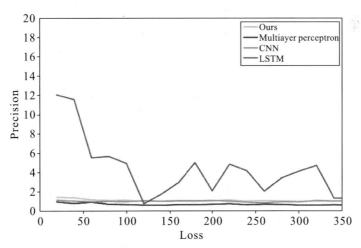

图6-12　辅助诊断模型损失函数变化折线图

除LSTM前期震荡，模型后期均趋向收敛。LSTM前期震荡是由于数据集中每个文档字数各不相同，数据维度存在较大变化，单个样本参数更新方向随机性大，容易震荡。使用准确率、最终损失函数值作为模型的评估指标，在 589 名真实患者数据集验证各模型的分类准确率、最终损失函数值。相比于其他算法得到的准确率，本研究提出的基于注意力机制和双向 GRU 网络的脑卒中辅助诊断方法有较高的准确率，验证了本研究所提的方法在脑卒中辅助诊断上的优越性。

（2）基于 VGG16 和 Unet 网络的脑卒中康复治疗方案推荐。

临床观察显示，合理的康复治疗是改善脑卒中患者身体功能和降低死亡率的有效方法。但由于患者病情和个体差异较大，康复治疗需要有针对性地进行。传统治疗模式由医生查看患者查体与评估结果来制订康复治疗方案，主要依赖医生的主观经验，具有一定的主观性，不同医师之间差异较大。

1）实现方法：为脑卒中患者进行康复治疗可以看作一个多标签分类问题。每个患者的康复治疗方案数量针对不同情况会有所不同，病情严重的患者会采用更多治疗手段。本研究创新地提出将 VGG16 和 Unet 相结合的方法用于脑卒中患者的康复方案推荐工作。VGG16－Unet 网络结构见图 6－13。使用脑卒中患者的查体与评估结果作为输入，首先将查体与评估结果转化为词向量，使用词向量作为模型输入。网络分为两部分：患者特征提取和患者特征重构。

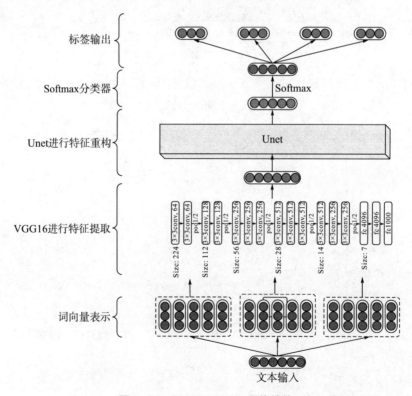

图 6－13　VGG16－Unet 网络结构

由于患者查体与评估结果的文本中富含的特征信息较多，为了提高模型计算效率，首先使用 VGG16 进行进一步的特征提取。根据不同的网络深度，VGG 可分为 VGG11、VGG13、VGG16 及 VGG19。目前应用最广泛的为 VGG16 和 VGG19。

VGG16 包含 16 个隐藏层，其中 13 层为卷积层，剩余 3 层为全连接层。VGG16 网络结构见图 6-14。

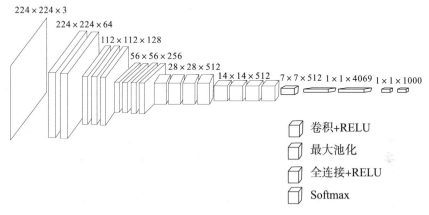

图 6-14 VGG16 网络结构

2）数据集：数据集由 499 名脑卒中后偏瘫患者的数据构成，包括患者查体与评估结果以及医生为患者开具的真实康复治疗方案。使用患者的专科查体与评估结果作为模型输入，康复治疗方案作为输出。将该数据作为脑卒中患者康复治疗方案推荐的训练集和测试集，构建康复治疗方案推荐模型。499 名患者的治疗方案包含 74 项康复治疗内容，每个治疗内容看作一个标签。

3）实验结果：治疗方案推荐模型损失函数值变化折线图见图 6-15。三种模型均趋近收敛，在模型训练的开始时期，使用交叉熵作为损失函数的 Loss 值更小，但是在模型训练的最后，使用 VGG16 作为特征提取方法的两种模型，性能均为最优，损失函数最小值可达 0.06。

在 499 名真实患者数据集上进行验证，使用精确度、召回率以及最终损失函数值作为模型的评估指标，治疗方案推荐模型结果对比见表 6-3。

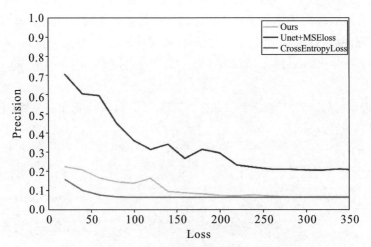

图 6—15　治疗方案推荐模型损失函数值变化折线图

表 6—3　治疗方案推荐模型结果对比

算法名称＋损失函数	精确度	召回率	最终损失函数值
VGG16－Unet＋MSEloss	68.6％	52.9％	0.061
Unet＋MSEloss	45.4％	29.6％	0.208
VGG16－Unet＋CrossEntropyLoss	17.7％	28.6％	0.060

　　本研究提出的基于 VGG16 和 Unet 网络的康复治疗推荐模型有较高的准确率，在各性能上均表现优越。

　　(3) 基于改进 LSTM 网络的脑卒中康复预后预测。

　　预后是指根据医生自身经验预测患者疾病发展情况。疾病预后与患者患病程度、医院医疗水平及并发疾病等诸多因素有关。进行预后预测可降低患病或致死、致瘫风险，改善症状。传统预后需要医生根据临床症状或影像学信息，掌握患者病因、病理及病情程度，结合自身临床经验来判断近、远期疗效或恢复程度等。医生进行正确的预后预测有助于引导患者配合治疗，采取正确的治疗手段，促进患者康复。

　　脑卒中的预后要根据病变部位、时间长短、病情轻重以及造成残疾的情况而定。目前针对脑卒中患者的预后预测需要使用患者影像学信息，花费时间较多，成本较高，且仅能预测患者康复的粗略情况，无法精确预测患者功能改善状况。

　　1) 实现方法：本研究提出基于改进 LTSM 网络的脑卒中康复预后预测模型，使用患者入院时初次评估的量表得分来预测末次评估的量表得分。

　　LSTM 是 RNN 的一种特殊形式。RNN 是通过借鉴人类认知由过往经验和记忆组成的一种特殊网络结构。与 CNN 不同，RNN 不仅考虑当前时刻的输入，也会"记忆"之前网络的输入。考虑到当前序列的输出与网络之前的输出有关，故此 RNN 被称为循环神经网络。RNN 的一个重要的优点在于，能够利用上下文相关信息建立输入、输出序列之间的映射关系。而且 RNN 将隐藏层之间的节点由无连接变为有连接，即隐藏层也将输入层的输出和上一时刻隐藏层的输出同时考虑进来。

由于 RNN 的权重系数是共享的，在每一次迭代中可使用相同权重处理所有时间步，解决了传统神经网络不能随时间变化提取特征这一问题。RNN 已被应用于处理各种序列数据，在语音识别、生物序列数据分析、文本生成、情感分析等方面有广泛应用，是深度学习有前景的工具之一。RNN 时间维度展开图见图 6-16。

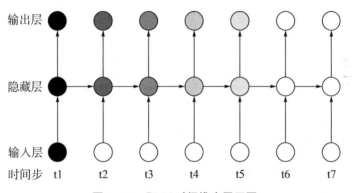

图 6-16　RNN 时间维度展开图

为了避免陷入局部极小值、产生局部震荡，本研究提出利用误差函数的二阶导数作为 LSTM 参数的更新方法来进行改进。改进使用如下形式的误差反向传播参数更新方法，其中 H^{-1} 为损失函数的黑塞矩阵逆矩阵。

$$\theta_{new} = \theta_{old} - \sigma \cdot H^{-1} \nabla_\theta J(\theta)$$

使用损失函数的二阶导数作为参数的更新方式，可以有效解决预后预测中因仅有初评数值与末评数值可能会出现的震荡问题，损失函数收敛得更快，可以减少迭代次数，避免局部震荡而陷入局部极小值。

2）数据集：数据集包括 509 名脑卒中患者入院初次评估和出院时末次评估的各量表得分情况。本研究将脑卒中患者入院时初次评估的量表得分作为模型输入，出院时末次评估结果作为模型输出，将该数据作为脑卒中患者康复效果预测的训练集和测试集，构建康复效果预测模型。

患者评估项目包括 Fugl-Meyer 的上肢、下肢、平衡功能评估以及改良 Barthel 指数评估、偏瘫记录模板、脑卒中评估记录表。其中有些患者在接受治疗后有所改善，各项量表得分均有所提高。由于康复是一个长期的过程，在治疗过程中一些患者情况维持不变。而有些患者由于病情恶化等原因导致情况变差。

3）实验结果：使用509名真实患者数据集进行模型训练和模型验证，对比算法使用卷积神经网络、多层感知机模型，其中预测结果与实际结果之间均方差小于6则视为预测正确。预后预测模型准确率直方图见图6-17。

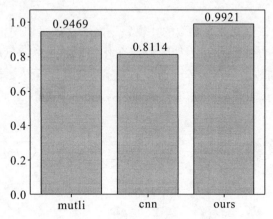

图6-17 预后预测模型准确率直方图

由于本研究使用均方差作为评估指标，在模型训练时数据误差平方的预测与实际之间相差较大导致数据震荡。虽然在训练后期所有模型都趋于稳定，但是除改进LSTM，其余模型最终损失函数值都比较大。

使用准确率、召回率及最终损失函数值作为模型的评估指标，在509名真实患者数据集验证各模型的分类准确率、最终损失函数值见表6-4。

表6-4 预后预测模型的分类准确率和最终损失函数值对比

算法名称	准确率	最终损失函数值
改进 LSTM	99.2％	122.526
CNN	81.1％	438.270
MLP	94.7％	225.643

预后预测模型损失函数值变化折线图见图6-18。

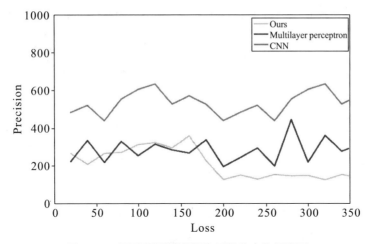

图 6-18　预后预测模型损失函数值变化折线图

基于改进 LSTM 网络进行脑卒中预后预测在准确率和最终损失函数值上都明显优于其他算法，而且在损失函数局部震荡方面也明显优于其他模型。

（刘勇国）

二、远程康复的特点、需求、实现的技术以及临床应用进展

（一）特点

1. 模式改变

传统康复训练是"一对一"模式，一名医师或治疗师只能为一名患者提供康复服务。而远程康复可以实现"一对多"模式，一名医师或治疗师可以同时在线指导多名患者进行康复训练。

2. 节约成本

传统康复训练需要家人陪同到医院康复医学科或康复门诊进行挂号、等待。其时间成本和费用都很高，远程康复使患者在家或社区即可享受和在医院一样的康复训练与指导。同时在康复评估中常用的量表评估时间较长，使用远程评估可以提高工作效率。

3. 提高趣味性

传统康复训练枯燥乏味，患者训练的积极性不高。远程康复基于网络设计，有情景互动康复训练游戏，大大地提高了患者康复训练的积极性，有利于提高患者运动功能康复和认知康复的效果。

（二）需求

现有的康复资源仍无法满足患者的需求，如经济方面拮据，使患者无法完成

后续康复治疗，出院后患者不能继续前往康复治疗机构，同时部分地区康复人员不足。需要长期康复治疗患者的上述问题尤为明显。出院后患者面临诸多问题，如照护者知识匮乏、门诊康复服务有限、患者出门受限、社会支持系统缺乏，以及康复锻炼不当导致废用综合征、过用综合征或误用综合征等。

远程康复可以在一定程度上弥补这些不足。例如，远程康复可以实现治疗师与功能障碍患者的实时互动，提高康复依从性，免去就诊交通耗时，降低医疗费用。远程康复可以提供预防、评估、监测、干预、监督、教育和辅导等服务，保证连续有效的康复；为康复专业人员研究疾病机制提供深入的探索；为偏远地区的功能障碍患者提供方便，使其获得同质化的治疗；临床医生、治疗师、护士可以全面且及时地掌握功能障碍患者的康复数据以及具体需求。

（三）实现的技术

1. 信息通信技术

（1）电话：电话是最早应用于远程康复的技术，因其成本低，具有易用性和通用性，目前仍被广泛使用。大多数远程医疗研究团队与功能障碍患者及其家属之间通过电话进行沟通。

（2）互联网：国外常见的互联网媒介有 Twitter、Facebook 等，国内可借助 QQ、微信等应用程序。随着智能设备（如智能手机、平板电脑）的发展，视频会议使治疗师和出院患者之间的联系成为可能，且已逐渐成为一种较为成熟的远程通信技术。

2. 远程康复诊疗技术

（1）虚拟现实：虚拟现实是一种新型康复技术。当虚拟现实通过通信技术的接口被利用在家庭、社区或者是偏远地区时，可以很好地发挥其优势。虚拟现实包括沉浸式虚拟现实（Immersive VR）和非沉浸式虚拟现实（Nonimmersive VR）。沉浸式虚拟现实一般指治疗结合电脑、头戴式显示器、人体运动追踪传感器、专门的接口设备和实时图形，让参与者在计算机模拟的世界中使头部和身体运动以自然的方式变化；非沉浸式虚拟现实一般指利用现代计算机和控制台游戏系统以及非游戏研究实验室产生的系统对患者进行康复治疗，这种方法被描述为基于游戏的康复疗法。

（2）机器人辅助康复技术：机器人辅助康复技术已在研制与尝试中，已经证实其有效性在于可提供重复的治疗，而且不需要实时的人为监督。机器人辅助康复技术的另一个好处是重复的活动可以在无代偿运动的情况下进行，这与传统康复的目标是一致的，其目的是在减少代偿的同时恢复运动功能。结合远程通信技术的机器人辅助康复技术是远程康复的一种新方法，将其运用到家庭或偏远地区患者的康复治疗，已经得到国内外研究人员的重视。

（3）无线可穿戴设备：无线可穿戴设备可用于测量和记录人体的生理信息（如心率、血压、血氧饱和度、呼吸和体温）、外部环境（如温度、位置、气体成分和湿度）和运动信息（体育运动的体能消耗、步态、轨迹以及速度）等。该技术能够长时间、连续、动态、无意识地监测，且携带方便，体积小，使用灵活，主要结合其他远程康复技术进行综合辅助康复。运动范围评估是康复过程中的一个重要评估项目，已有研究者开发出一种用于测量关节活动度的自动无线可穿戴设备，与传统测量工具相比，其具有很好的灵敏性与准确性。

（四）临床应用进展

1. 在脑卒中患者中的应用

Chumbler 等将 52 例退伍军人平均分为干预组和常规组，干预组在常规组医疗服务的基础上增加 3 次家访、5 次电话干预，治疗师通过电话指导患者进行功能锻炼。家访每隔 12~16 天进行一次，5 周内完成。电话干预大约 14 天一次。经过 3~6 个月的观察，干预组身体功能相比常规组明显改善，功能障碍程度降低。此外，电话沟通还能改善生存质量和抑郁情况，许多参与者期待每周的电话，这不仅是促进他们康复锻炼的一种方式，也是他们的一种社交渠道。Koh 等将 100 例脑卒中患者随机分为干预组和对照组，对照组接受常规康复治疗，干预组进行为期 3 个月的视频会议干预，每周训练 5 天。该视频会议设备硬件包括 IPad、两个肢体传感器、心率和血压监测装置；软件包括 MySQL 数据库管理系统，其数据库包含患者的基本信息和治疗师规定练习的视频。研究者认为该方案与常规治疗相比可以改善脑卒中患者社区康复的表现，包括患者的步态、步行距离、功能状态和平衡能力，还可以改善患者的生存质量，减轻照护者的负担。朱文欣等选取 74 例脑卒中患者作为研究对象，通过随机数字表法将所有研究对象平均分成研究组与对照组。对照组予以基本康复治疗中的运动疗法联合作业疗法干预，研究组则在对照组的基础上增用远程护理平台下的镜像疗法干预。分别比较干预后两组徒手肌力（MMT 分级）检查情况以及运动功能、日常生活活动能力、生活质量变化情况。干预后研究组 MMT 分级 4 级、5 级的人数占比较对照组高。干预后研究组简式运动功能评分量表（FMA）评分高于对照组。干预后研究组自理能力评估量表评分较对照组高。干预后研究组生活质量指数（QLI）评分较对照组高。结论：远程护理平台下的镜像疗法应用于脑卒中患者居家康复中的效果显著，有利于改善患者的肌力、运动功能，提高日常生活活动能力以及生活质量。Torrisi 等将 40 例脑卒中后认知功能障碍患者随机分为两组并进行为期 6 个月的研究，共分成两个阶段。在第 1 阶段，试验组使用虚拟现实进行认知康复训练，对照组接受传统康复训练；在第 2 阶段（出院后），试验组使用虚拟现实进行治疗，且治疗师通过视频会议监视患者在家中的康复进度，对照组继续传统的康复训练。治疗前后比较蒙特利尔总体认知评估、注意矩阵、跟踪制作测验B、音素流利度、语义流利度、Rey听觉语言学习测验、汉密尔顿焦虑量表、汉密尔顿抑郁量表，发现接受虚拟现实康复训练的患者的整体认知水平以及注意力、记忆和语言能力有了明显改善，同时患者的焦虑水平明显降低。Gauthier等将强制性运动疗法与家庭远程康复视频游戏相结合，主要用于锻炼患者的上肢，患者佩戴智能手表记录每日的运动量。通过游戏（如虚拟划船、用网捕鱼、河中集瓶等）使患者进行高频重复的运动，游戏系统会自动监测患者锻炼情况并存储在基于云端的服务器上，方便治疗师随时监测。Lloréns等对临床组与家庭组进行了为期3个月的观察，研究结果表明两组之间在平衡等干预结果中无显著性差异，进一步证实了基于虚拟现实的远程康复干预可以促进患者平衡功能及其他运动功能的恢复。

2. 在慢性阻塞性肺疾病患者中的应用

TSAI等采用肺康复自我效能量表对远程康复干预后的慢性阻塞性肺疾病患者进行评估，发现干预组的自我效能得分明显高于对照组。聂宝平等采用慢性病自我管理评价量表评估患者的自我管理能力。结果表明，远程康复干预后，慢性阻塞性肺疾病患者对疾病的自我管理能力显著提高。远程康复为慢性阻塞性肺疾病稳定期患者提供了一种新的肺康复方式，能促进患者疾病康复和加强自我管理能力，是肺康复未来发展的新趋势。

3. 在膝骨关节炎患者中的应用

张顺等对40例膝骨关节炎患者进行分组，分为远程康复指导组与对照组，每组20例。对照组患者给予常规康复治疗2周后，进行健康宣教，远程康复指导组患者接受常规康复治疗后继续给予远程康复指导，比较两组患者在治疗后3个月、6个月、12个月时的西安大略和麦克马斯特大学骨关节炎指数（WOMAC）评分和视觉模拟评分法（VAS）评分。远程康复指导组患者治疗后2周、3个月、6个月、12个月的VAS评分均低于对照组。在膝骨关节炎患者康复过程中，远程康复指导能积极有效地改善患者的运动功能，减轻患者的疼痛。本研究由专人定期进行电话随访沟通，电话监督康复训练进程，使患者可以在家庭获得类似在医院的治疗效果，从而有效减缓膝关节功能退变，改善膝关节的功能状态。进行家庭远程康复指导的患者由于有专业人员的指导和监督，膝关节功能的恢复持续、稳定，远期疗效显著。

4. 在全髋关节置换术后患者中的应用

汤秀梅对70名全髋关节置换术后患者进行随机、单盲、可控的非临床试验。出院后，被随机分配到个人护理小组的参与者将得到常规护理，针对四头肌、臀部外展肌、伸肌和屈肌进行强化训练，建议他们每天进行3次纸质家庭运动计划

（HEP）训练。在术后 2 周、4 周、6 周，他们将接受 30 分钟的个人物理治疗，专注于步态的再训练，回顾和进一步强化 HEP 训练。远程康复协议通过微信将项目直接传递给参与者的家庭。在术前、物理治疗的住院患者出院当天、术后 6 周以及 6 个月进行疗效评估。研究结果表明，远程康复护理与常规护理的对比疗效相当，未见明显差异。在术后骨科条件下进行远程治疗的研究已经取得一定的进展。全髋关节置换术后患者的远程治疗可能有助于解决该人群的随访问题。此外，它可能有助于降低医疗保健费用，使患者能够更加独立地选择康复方法。

5. 在冠脉介入治疗后患者中的应用

戈程等将 266 例患者以随机数字表格法分别分入研究组（远程辅助居家心脏康复组）和对照组，每组 133 例，对照组接受基础的二级预防健康教育和药物治疗，研究组在此基础上依据运动处方进行居家心脏康复（CR），同时接受以智能手机为媒介的来自康复医生、治疗师和护士的远程心率监督和康复指导。随访患者 12 个月，比较两组患者康复前后的血压和血脂水平，研究组收缩压和低密度脂蛋白胆固醇浓度下降程度大，说明远程辅助居家心脏康复可明显降低冠脉介入治疗术后冠心病患者收缩压和低密度脂蛋白胆固醇水平，提高其达标率，有效控制血压和血脂。冠心病是全球死亡的主要原因，心脏康复计划通过体力活动和健康教育减少复发事件，消除风险因素并提高生活质量。但符合条件的患者只有三分之一参加了心脏康复计划，而在经济发展水平低的广大落后地区比例更低。因此，创新的二级预防模式对于通过"互联网＋"远程监护来改善心血管疾病患者院外康复是非常必要的。使用远程医疗技术监测心血管危险因素适用于二级预防模式。

（任　玲）

三、远程康复的契机与发展

目前我国基层医院总数达到 5 万余所，负担着全国约 2/3 人口的医疗卫生服务工作。远程医疗给基层医院的生存和发展带来了无限的契机。医疗卫生资源匮乏、仪器设备和人才不足是制约基层医院发展的重要因素。基层医院的医生所看疾病大部分为常见病，在基层医院中康复医学科则以传统康复治疗占据主导地位，甚至有些基层医院未设置康复医学科，这给有康复需求的患者带来了一大难题。开展远程康复的基层医院可以"共享"大城市、大医院的医疗专家和高级医疗设备。

我国康复医疗事业起步相对较晚，绝大多数城市的社区康复医疗体系尚不完善，远远不能满足患者和社会的需求，与发达国家相比较差距较大。三级医院康复医学科、康复医院等机构康复资源十分有限，不但床位、治疗师有限，而且康复费用高、周转率低、覆盖面积小，无法适应我国康复患者数量众多、分布广、经济条件有限的状况。而且除了三级医院和康复医院设有较为正规的康复医学科，其他医院康复医学科设立不多，社区医院更是处于空白阶段。由于患者行动不便、交通困难、医院社区协作不足、缺乏优质医疗资源等原因难以保证有效的出院后康复治疗，偏远地区这一问题尤其突出。远程康复使患者避免往返于医院与家中的困境，实现了实时疗效追踪与随访。远程康复不但可以进行康复评估，辅助康复治疗，还能够进行心理干预。远程康复可以减少时间和花费，增加可及性，拓展有限资源的效益。

在2019年年末，新型冠状病毒肺炎疫情的暴发，也印证了远程康复的必要性。远程康复与新型冠状病毒肺炎的康复治疗相结合，可实现患者在隔离病房或家中与康复人员进行线上同步康复治疗，提高了康复治疗普及率，避免人群聚集所带来的风险，也降低了医务人员的职业暴露风险。

四、远程康复应用的挑战

（一）执行成本高

一项新的医疗技术在实施过程中首先要考虑的一个重要因素是成本，严重功能障碍患者中有相当一部分在经济上处于不利地位，因此可能无法负担计算机设备费用和每月网络服务费用。虽然脑卒中患者远程智能监控平台系统已经研发，医务人员可以借助信息通信技术和无线传感器网络技术发送和监测患者的生命体征，但是远程康复的成本效益仍有争议。此外，我国还没有将远程康复纳入医保报销项目，这可能会导致部分患者不愿意接受这项技术。

（二）技术要求高

远程康复以康复医疗技术为核心，但离不开远程康复硬件及软件或技术的开发，如通信、传感器、显示技术和计算机技术，远程站点的连接问题、视频和声音的连通率问题、不同平台和不同厂商的接口兼容性问题、防火墙在中心和远程站点的问题，这些都是实施远程康复的技术挑战。特别是在某些地区，由于环境和设备的局限性，这些技术未必能很好地应用。建立的网络系统能否保护患者隐私也是一个重要的技术挑战。美国颁布了《健康保险流通与责任法案》（the Health Insurance Portability and Accountability Act，HIPAA），该法案可用于保护患者隐私，规范医疗操作。为了确保网络安全、避免受到间谍软件攻击，需要与信息技术专家密切合作。而且目前远程康复的设计与研究大多数是工程师与生物物理学家领导的，临床医生参与度较低。

（三）接受程度低

尽管现有研究已证实了远程康复的有效性，但其接受程度受患者本人或照护者的文化程度、身体状况、经济及生活条件的影响。目前国内外的临床应用并不是很广泛，有许多患者不信任、不愿意接受远程康复，他们认为相比于治疗师面对面的治疗，其康复效果会更差。治疗师认为不能直观观察患者康复疗效，会增加工作量。大多数治疗师仍希望亲自完成所有治疗而不是依靠一个促进者在一个遥远的地方完成工作。因此，远程康复还需在管理与技术上进一步探索，以满足患者与治疗师的需求，真正发挥其作用。

（四）缺乏操作规范或应用指南

目前，远程康复的服务模式主要有四种，即家庭远程康复（Home Telerehabilitation，HTR）、远程指导的家庭康复（Home Rehabilitation Teleguided，HRTG）、社区远程康复（Community Telerehabilitation，CTR）和远程指导的社区康复（Community Rehabilitation Teleguided，CRTG）。HTR 是指患者在家中利用远程设备（计算机、手机）接受治疗师面对面的指导，与治疗师没有身体上的接触；HRTG 是指社区康复人员在患者家中对其进行治疗的同时接受远程治疗师的指导；CTR 是指患者借用社区诊所或医院的场地与远程治疗师直接交流；CRTG 是指远程治疗师指导当地的治疗师，再由这些当地的治疗师指导患者进行训练。每一种服务模式均有其优势与不足，目前在国内无论哪种模式都没有标准化的操作规范或应用指南。远程康复模式需要进一步优化。

虽然目前远程康复的种类有很多，但上述几种比较新且较常见。国外远程康复已经得到较好的发展，然而国内仍处于起步阶段。远程康复并不能代替医院康复，如果患者既不方便出行也不能支付高额的医院康复费用，远程康复可以作为一种替代方法。远程康复在国内有较大的发展空间，是未来研究的一个关键领域。

五、远程康复发展的阻碍和展望

远程康复发展较快，服务模式和技术支持也在不断完善。在互联网技术发展相对滞后的偏远地区，有待于技术网络设备的建立和完善。在患者接受性方面，尽管远程康复经济便捷，但出于对各种因素的考虑，患者仍旧倾向于选择传统的面对面康复指导，医护人员可通过知识宣教和讲解，加深患者对远程医疗和远程康复的理解。此外，还有一些问题可能制约远程康复的开展，如医保政策对远程康复费用的报销规定不明确、远程康复缺少明确的指南和方案、实施远程康复指导的规范性还有待商榷。随着我国互联网及手机等信息技术的发展，医疗体制的改革，医疗技术的创新，政府鼓励和支持智能化远程医疗，患者对远程医疗和远程康复的理解加深，远程康复必定拥有广阔的发展前景。

（任　玲）

六、运动捕获与识别系统设计

(一) 引言

人类个体的日常生活活动能力可直接反映其健康状态和生活质量。运动能力的量化表达既可以作为身体状态和疾病严重程度的衡量指标，也可以作为某些医学介入手段的评估标准。在康复医学中，日常生活活动能力可以通过多个量表进行人工评估，但这些量表里的很多内容都是定性分类的，不同选项之间界限模糊，被评估者的现场表现和康复医生的主观感受都会导致分类误差。如果评估者可以通过设备进行长时间运动监控形成统计数据，并由机器根据统计数据进行评估，则其结果对于康复医学的发展、物理介入治疗效果的评估具有重大意义，对于年长者和运动失能者而言则更为重要。

人体运动功能障碍可由很多因素导致，包括关节损伤、肌肉损伤、神经系统疾病、心肺功能衰退、突发性功能损伤、重症后遗症等。其中，慢性病所导致的运动功能障碍是一个日积月累的过程，患者逐步出现不同程度、不同分类的异常运动状态或障碍模式，在这期间，如未能及时介入和治疗，很可能导致不可逆的后果。在康复医学领域，很多运动功能障碍可通过康复训练或其他康复手段进行有效干预，以提升运动能力、减缓功能衰退。但即便如此，某些阵发性、一过性异常运动模式、平衡障碍仍只在特定的时间或特别的身体状态下才会出现，在短暂的医院环境里不容易被观察到，而这些异常往往与疾病相关联。解决这个问题的一个有效方法就是长时间、连续地监测患者的日常运动状态，从中提取出可疑的运动片段，并与当时患者的身体状态、健康情况相关联，这种方法可以为疾病的诊断和病程进展的判断提供一定依据。

对于人体运动状态的系统性研究始于 20 世纪 70 年代。1973 年，Johansson 使用光学设备对人体运动进行分析。在他的先驱性实验里，反射标记物放置于受试者关节处，受试者在暗色背景下运动，标记物的轨迹由光学设备采集并进行后期分析。在过去的几十年里，基于光学的人体运动分析技术飞速进展。目前，已经有大量商业化用途的运动捕获设备出现。这些设备的特点在于：在数据采集端将被动标记物（反射体）或主动标记物（发光体）置于人体躯干与肢体，通过多个高速光学/红外摄像机记录标志物运动轨迹；在信号处理端将虚拟模型与标志物轨迹绑定，形成重建的运动状态，再对此进行数据挖掘和分析处理。

伴随光学人体运动捕获技术的发展，非光学人体运动捕获技术也蓬勃兴起，使用的主要设备包括磁力计、光纤、声学器件和惯性传感器等。其中，由磁力计与惯性传感器相结合的 6 轴、9 轴微机电系统（MEMS）以其便携性和价格优势在近些年得到了广泛应用。关于运动捕获设备的发展与沿革可见于综述性文章。

光学和非光学的运动捕获技术各有优劣，没有一种手段能够在所有环境均表现优异。以基于光学的 VICON 为例。这套系统可以提供高分辨率、高采样率、多自由度的运动捕获结果，并且误差在毫米量级。但 VICON 在进行运动捕获时需要有良好的照明环境、较大的前景/背景色差以及不能被完全遮挡的反射标记物设置。而基于磁力计和惯性传感器的运动捕获设备不受光学环境和遮挡问题的影响，但无法直接测量位移、纵移等平动变化，并且在使用中要避免外加磁场的干扰。对于特定的应用场景，应根据运动的属性和环境特点选择适合的运动捕获设备。

本研究所探讨的运动监控与识别的对象是位于普通居家环境的自由行动个体，主要目标是跟踪受试者的身体姿态、识别其运动状态、统计各种运动状态的持续时间并形成运动统计信息表。这些信息将发送给康复医生以评估受试者的运动功能，同时也发送给看护人员以便其随时掌握受试者的身体状况，判断是否需要给予照料。由于受试者可以在居家场景中自由活动，背景复杂且不可控，同时也会出现照明不足，被墙壁、家具遮挡的情况，光学跟踪设备难以发挥作用。因此在本研究里，我们采用了基于磁力计和惯性传感器的 MEMS 来进行人体运动捕获。

MEMS 在人体自由运动捕获的早期应用见于步态分析，以及识别运动功能障碍和威胁生命的严重异常。前期的工作主要集中在运动跟踪技术和特定运动模式的识别算法设计上。本研究则是从系统构建方面探讨人体自由运动捕获与识别系统的实现，从工程角度提出信息处理与传递的方法，并结合康复医生的实际需要提供信息。

本研究所述内容包含三个部分：首先是系统整体架构，将系统内不同组件的通信方法作为重点加以阐述。其次是运动跟踪算法，不同肢体根据其运动的复杂程度采用不同的策略，我们主要阐述使用卡尔曼滤波对较为复杂的肢体运动的跟踪算法。再次是动作分类与识别方法。我们提出的算法将动作类型分为三个级别，根据当前实测肢体角度和过往一段时间的动态特征依次加以识别。最后是系统在居家康复患者监控中发挥的作用和试验结果。

（二）系统架构

运动捕获与识别系统的整体架构见图 6-19。

系统根据受试者居所的条件进行部署，如居所有多个房间，需在每一个房间放置一个网关，并确保所有位置都处于至少一个网关的通信覆盖范围。居所中可以有一个或多个受试者同时进行运动监测。在监测期间，受试者需按要求佩戴传感器。服务器为云服务器，主要提供数据存储和数据访问接口。客户端是运行于移动终端和 PC 端的软件，用于查询受试者的运动信息。

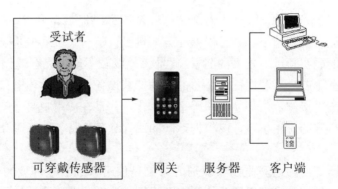

图6-19 运动捕获与识别系统的整体架构

1. 可穿戴传感器

可穿戴传感器是人体运动数据采集的基础组件，使用时固定于身体不同部位。人体的运动可以分解为躯干和各个肢体上的滚转角、航向角和俯仰角变化，运动过程中带动传感器同步运动，传感器就是通过测量运动导致的磁场变化、加速度变化等来感知肢体的实际状态。本系统中可穿戴传感器佩戴于受试者躯干、肢体的固定部位，包括胸口，左、右大腿外侧，左、右小腿外侧，左、右上臂外侧和左、右前臂外侧，共9处，如图6-20所示。

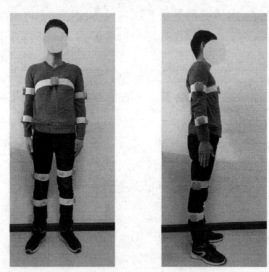

图6-20 可穿戴传感器的佩戴位置

本系统所使用的传感器是百年旭康医疗器械有限公司研发的YD122型号传感器，也是一种MEMS。每个传感器集成有9轴MPU9250芯片，可以测量3个轴向的加速度、角速度和磁场强度。YD122集成有蓝牙模块，用以向网关发送数据。YD122还集成了STM32微处理器，将测量的加速度、角速度和磁力值滤波后转变为表征当前空间位置的四元素或欧拉角。此外，每个传感器都自带电池可独立工作。佩戴时，每一个传感器都有固定的位置，不能互相更换。为表述方便，每个受试者所佩戴的 9 个传感器组合在一起在文中被称为节点（Node）。

2. 网关

网关是数据传输的枢纽，它一方面要维持与各个节点畅通的数据通信，另一方面要实时向服务器提供运动数据。此外，网关之间也有彼此协调的通信机制，确保在信号覆盖范围内总是由信号较强的网关与节点建立通信连接。

除通信外，网关也要执行运算功能。在获取每个节点的 9 组传感器数据后，网关软件对运动状态进行识别，并将结果上传至服务器。因此可以说本系统里的网关实际上是"应用软件＋通信协议"的组合软件。在本研究的实际部署中，我们选用华为荣耀 9X Pro 手机作为网关的载体。

3. 服务器

服务器负责提供数据存储和访问接口。系统采用租赁的 RDS 云服务器进行数据存储，ECS 服务器作为数据接口。在 RDS 服务器上安装有 SQL 数据库，根据研究要求创建数据存储表格。ECS 服务器上部署了数据接口，实现数据访问控制和权限管理。从网关发送的数据都是通过调用 ECS 服务器的接口将数据传输至数据库，同样，客户端的增、删、查、改操作也是通过 ECS 服务器接口实现。

4. 客户端

客户端是运行在 PC 端或移动终端的应用程序，主要功能是查看受试者的运动状态。在进行实时运动监控时，客户端通过 ECS 服务器的接口连续地从数据库获取受试者的最新运动数据，将这些数据与 3D 模型绑定并驱动模型做出同步运动。采用这种方法，客户端的使用者就可以在很小的延迟下（3 秒以内）进行远程运动监控。此外，客户端所有的数据访问操作都处在 ECS 服务器数据接口的权限管理之下，确保数据安全性并保护受试者隐私。

（三）通信协议

在本研究的运动捕获与识别系统里，传感器、网关都采用了已有器件，因此底层通信都需根据它们提供的通信方式设定。YD122 传感器与网关（华为荣耀 9X Pro 手机）通过蓝牙连接，所有网关以无线 WiFi 方式与居所的路由器连接，网关通过互联网与服务器连接。

每个节点的 9 个传感器的主要功能是测量、处理和发送所附肢体的实时运动参数。鉴于蓝牙通信的范围限制及佩戴者随意移动的特点，节点需随时做好准备切换到与其他网关的连接，根据这些需求制定如下节点与网关之间的通信协议。

首先，在启动每个节点的 9 个传感器后，位于胸部的传感器（01 号传感器）

作为通信的发起者，进入广播模式（Beacon）广播 FIND_GATEWAY 消息。消息包含节点 ID（Node ID，唯一性节点标识）、传感器在节点中的编号 [01 号传感器的编号（Sensor ID）为 01] 和传感器状态（Sensor Status，主要显示传感器当前电量）。此时，其他 8 个传感器都处于从模式（Slave），等待与网关建立连接。01 号传感器广播结束后也进入从模式等待连接。

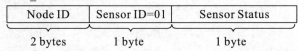

FIND_GATEWAY

Node ID	Sensor ID=01	Sensor Status
2 bytes	1 byte	1 byte

FIND_GATEWAY 消息可能会被多个网关收到，由于各个网关通过路由器彼此连接，每一个收到消息的网关获取广播信号的强度后，形成 SHOW_SIGNALSTR 消息并发送给其他网关进行比较。SHOW_SIGNALSTR 消息包含广播信号的节点源（Node ID）、接收信号的强度（Signal Str）和网关的唯一性标识（Gateway ID）。信号最强的网关进入主模式，开启多个蓝牙连接进程，依次与 Node ID 01~09 传感器建立通信连接。

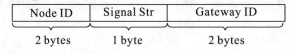

SHOW_SIGNALSTR

Node ID	Signal Str	Gateway ID
2 bytes	1 byte	2 bytes

由于同一节点的各个传感器都是独立工作的，为保证数据采样的同步性，在建立连接后，网关在很短的时间内向所有传感器发送同步命令 SYNC_COMMAND。

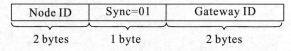

SYNC_COMMAND

Node ID	Sync=01	Gateway ID
2 bytes	1 byte	2 bytes

收到 SYNC_COMMAND 指令后，各个传感器开始测量和运算，每隔一定时间间隔向网关发送受试者的运动数据包 SHOW_ACTIVITY。SHOW_ACTIVITY 里的 Sync 字节是同步标志，按包的发送顺序依次从 0 递增至 255，此后再归为 0。Data 部分是数据主体，本系统使用欧拉角作为姿态描述值，包括分别以 4 个字节存储的滚转角（Roll）、航向角（Yaw）和俯仰角（Pitch）。

SHOW_ACTIVITY

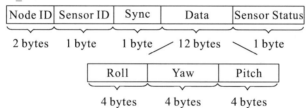

考虑到受试者处于自由行动状态，随时可能进入另一个网关的较强信号覆盖范围，01 号传感器还将每隔一定时间（如 1 秒）间歇广播 FIND_GATEWAY 信号。各个网关收到后重复上面所述的信号强度比较，如以前与某一节点连接的网关信号弱于其他网关，它将自动关闭与此节点所有传感器的通信连接，信号较强的网关将采用上面所述方式与节点各传感器建立连接，实现网关之间的无缝衔接。

网关与服务器之间的通信基本上是单向的，即网关向服务器发送节点的运动数据。主要通信方式是网关发送 XML 包至服务器，举例如下：

```
<action>
<id>fa8d89217bdee7a</id>
<name>ACTIVITY</name>
</action>
<data>
<gatewayid>0f11</gatewayid>
<nodeid>0f01</nodeid>
<level1>0x02</level1>
<level2>0x000021</level2>
<level3>
<period>0x00</period>
<frequency>0xff</frequency>
<limb>0xff</limb>
</level3>
<sensorid>01</sensorid>
<roll>0x001135</roll>
<yaw>0xffe332</yaw>
<pitch>0xfff098</pitch>
<sensorid>02</sensorid>
<roll>0xfffe05</roll>
<yaw>0x001277</yaw>
```

<pitch>0x080901</pitch>

…

</data>

在 data 数据包里的内容包括当前网关和节点的唯一性 ID，后面是三级动作分类识别的结果（见后面章节），再下面依次给出各个传感器所捕获的滚转角、航向角和俯仰角的数值。服务器收到此数据包后，根据 Node ID 字段检索到当前受试者的表单并将相关数据写入。

（四）运动跟踪算法

人体的运动可以分解为躯干、头部、四肢的运动，通常在关节两侧的肢体有明显的运动模式差异。在本研究所述系统里，受限于传感器数量和穿戴的复杂程度，我们主要监控受试者躯干、四肢大关节附近的肢体运动，而忽略头部、四肢末端的运动。此外，躯干部分也假设为一个整体，不考虑脊柱的屈伸变化。

在多传感器数据融合的运动捕获算法里，传感器的佩戴位置对算法设计有很大影响。前臂和上臂可以在 3 个自由度里自由变化，且速度较快，方向无法预测；大腿和小腿的运动主要是屈伸方向和朝向的变化，向两侧的偏转（滚转）较少出现且幅度较小；躯干部分则是以平动为主，大幅度的前倾、后仰、侧向弯曲较少出现，且动作较慢。这里以放置于大腿部位的传感器为例介绍本系统所实施的动作捕获算法。

大腿部位的传感器佩戴于身体侧向平面。启动时测量 x、y、z 轴三个方向的加速度、角速度和磁力，其中 z 方向为垂直纸面向外。髋关节所允许的大腿运动方向包括屈伸方向（俯仰角）和外展/内收方向（滚转角）。此外，由于人体朝向可任意变化，大腿的航向角也会随时变化。在这三个角度里，航向角可以在大腿伸直的状况下由 y 轴磁力计直接读取，无需滤波计算。对于导致滚转角变化的外展/内收方向的运动，康复医生认为此类动作的幅度较小，且速度很慢，无需特别跟踪。在我们的算法里通过重力在 y 轴的分量进行三角运算得出。大腿最主要的运动是屈伸，屈伸将导致俯仰角发生变化，我们采用卡尔曼滤波对其进行计算。

如图 6−21 的 θ 所示，大腿的屈伸角定义为 y 轴与重力反方向的夹角，大腿的摆动速度（角速度）为 $v = \mathrm{d}\theta/\mathrm{d}t$ 。图中 c 表示水平方向加速度，a 表示竖直方向加速度，θ、v、a、c 都作为卡尔曼滤波跟踪的变量。考虑到大腿的摆动速度较慢，且系统采样频率为 25Hz，在采样间隔内，角速度的变化很小（变化值可通过系统噪声模拟），因此滤波器使用常角速度模型进行推演。状态更新方程见式（6−1）。

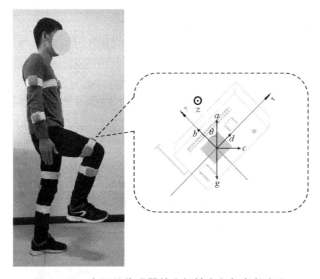

图 6-21　大腿处传感器的坐标轴方向与参数定义

$$\begin{bmatrix} \theta_k \\ v_k \\ a_k \\ c_k \end{bmatrix} = \begin{bmatrix} 1 & t_s & 0 & 0 \\ 0 & 1 & 0 & 0 \\ 0 & 0 & 1 & 0 \\ 0 & 0 & 0 & 1 \end{bmatrix} \cdot \begin{bmatrix} \theta_{k-1} \\ v_{k-1} \\ a_{k-1} \\ c_{k-1} \end{bmatrix} + \begin{bmatrix} w_\theta \\ w_v \\ w_a \\ w_c \end{bmatrix} \tag{6-1}$$

下标 k 和 $k-1$ 表示 k 时刻和 $k-1$ 时刻，t_s 为采样间隔，w_θ、w_v、w_a 和 w_c 分别为各个状态变量的系统噪声。可以假设它们为独立零均值高斯噪声，其分布函数见式（6-2）：

$$P(w_\theta, w_v, w_a, w_c) \sim N(0, \boldsymbol{Q}) \tag{6-2}$$

式中：

$$\boldsymbol{Q} = \begin{bmatrix} \boldsymbol{Q}_\theta & 0 & 0 & 0 \\ 0 & \boldsymbol{Q}_v & 0 & 0 \\ 0 & 0 & \boldsymbol{Q}_a & 0 \\ 0 & 0 & 0 & \boldsymbol{Q}_c \end{bmatrix} \tag{6-3}$$

Q_θ、Q_v、Q_a 和 Q_c 是各个状态变量的方差。传感器的测量值为 x 轴方向加速度 d 和 y 轴方向加速度 b，观测值和状态变量的关系（观测方程）见式（6-4）。

$$\begin{cases} d_k = -g\sin\theta_k + a_k\sin\theta_k + c_k\cos\theta_k + w_d \\ b_k = -g\cos\theta_k + a_k\cos\theta_k - c_k\sin\theta_k - r v_k^2 + w_b \end{cases} \tag{6-4}$$

式中，w_d 和 w_b 是观测噪声，r 是髋关节到传感器之间的距离。

同样假设观测噪声是独立零均值的高斯噪声，则：

$$P(w_d, w_b) \sim N(0, \mathbf{R}) \tag{6-5}$$

式中，$\mathbf{R} = \begin{bmatrix} R_d & 0 \\ 0 & R_b \end{bmatrix}$ 是观测噪声的协方差矩阵，R_b 和 R_d 是测量值的方差。

式（6-4）写成矩阵格式为：

$$\begin{bmatrix} d_k \\ b_k \end{bmatrix} = h(\theta_k, v_k, a_k, c_k) + \begin{bmatrix} w_d \\ w_b \end{bmatrix} \tag{6-6}$$

式（6-4）和式（6-5）里的观测方程不是线性的，无法直接进行卡尔曼方程推导，需对其进行局部线性化，将函数 h 对各状态变量求偏导，即 $H = \dfrac{\partial h}{\partial(\theta_k, v_k, a_k, c_k)}$，得到式（6-7）：

$$\mathbf{H} = \begin{bmatrix} -g\cos\theta_k + a_k\cos\theta_k - c_k\sin\theta_k & 0 & \sin\theta_k & \cos\theta_k \\ -g\cos\theta_k - a_k\sin\theta_k - c_k\cos\theta_k & -2rv_k & \cos\theta_k & -\sin\theta_k \end{bmatrix} \tag{6-7}$$

局部线性化按式（6-8）进行：

$$\begin{bmatrix} d_k \\ b_k \end{bmatrix} = \begin{bmatrix} \tilde{d}_k \\ \tilde{b}_k \end{bmatrix} + \mathbf{H} \cdot \begin{bmatrix} \theta_k - \tilde{\theta}_k \\ v_k - \tilde{v}_k \\ a_k - \tilde{a}_k \\ c_k - \tilde{c}_k \end{bmatrix} + \begin{bmatrix} w_d \\ w_b \end{bmatrix} \tag{6-8}$$

式中，$\tilde{d}_k$ 和 $\tilde{b}_k$ 是 d_k 和 b_k 的估计值，$\tilde{\theta}_k$、$\tilde{v}_k$、$\tilde{a}_k$、$\tilde{c}_k$ 分别是 θ_k、v_k、a_k、c_k 的估计值。

获取状态变量后验预测值后，按式（6-9）更新状态变量估计值的协方差矩阵。

$$\mathbf{P}_k = \begin{bmatrix} P_\theta & 0 & 0 & 0 \\ 0 & P_v & 0 & 0 \\ 0 & 0 & P_a & 0 \\ 0 & 0 & 0 & P_c \end{bmatrix} = \mathbf{E}\left\{ \begin{bmatrix} \theta_k - \tilde{\theta}_k \\ v_k - \tilde{v}_k \\ a_k - \tilde{a}_k \\ c_k - \tilde{c}_k \end{bmatrix} \cdot \begin{bmatrix} \theta_k - \tilde{\theta}_k & v_k - \tilde{v}_k & a_k - \tilde{a}_k & c_k - \tilde{c}_k \end{bmatrix} \right\} \tag{6-9}$$

以上步骤是卡尔曼滤波的递归推导。在实际使用时，需预估状态变量、系统噪声、观测噪声和协方差矩阵（初始化参数设置及递归计算实例可参阅）。以 $k-1$ 时刻为例，根据状态方程对 k 时刻的先验预测见式（6-10）。等式右侧带有波浪线的参数为 $k-1$ 时刻的滤波估计值，下标 $(k \mid k-1)$ 表示从 $k-1$ 到 k

时刻的单步预测。

$$
\begin{bmatrix} \theta_{(k|k-1)} \\ v_{(k|k-1)} \\ a_{(k|k-1)} \\ c_{(k|k-1)} \end{bmatrix} = \begin{bmatrix} 1 & t_s & 0 & 0 \\ 0 & 1 & 0 & 0 \\ 0 & 0 & 1 & 0 \\ 0 & 0 & 0 & 1 \end{bmatrix} \cdot \begin{bmatrix} \tilde{\theta}_{k-1} \\ \tilde{v}_{k-1} \\ \tilde{a}_{k-1} \\ \tilde{c}_{k-1} \end{bmatrix} \tag{6-10}
$$

同时对协方差矩阵进行单步预测，见式（6-11）：

$$
\mathbf{P}_{(k|k-1)} = \mathbf{A}\tilde{P}_{k-1}\mathbf{A}^{\mathrm{T}} + \mathbf{Q} \tag{6-11}
$$

式中，$\mathbf{A} = \begin{bmatrix} 1 & t_s & 0 & 0 \\ 0 & 1 & 0 & 0 \\ 0 & 0 & 1 & 0 \\ 0 & 0 & 0 & 1 \end{bmatrix}$，为式（6-1）的状态转移矩阵。

观测值的单步预测见式（6-12）：

$$
\begin{cases} d_{(k|k-1)} = -g\sin\theta_{(k|k-1)} + a_{(k|k-1)}\sin\theta_{(k|k-1)} + c_{(k|k-1)}\cos\theta_{(k|k-1)} \\ b_{(k|k-1)} = -g\cos\theta_{(k|k-1)} + a_{(k|k-1)}\cos\theta_{(k|k-1)} - c_{(k|k-1)}\sin\theta_{(k|k-1)} - r v_{(k|k-1)}^2 \end{cases} \tag{6-12}
$$

卡尔曼增益由多个协方差矩阵和经局部线性化处理的观测函数导出，见式（6-13）所示：

$$
\mathbf{K}_k = \mathbf{P}_{(k|k-1)}\mathbf{H}^{\mathrm{T}}\left[\mathbf{H}\,\mathbf{P}_{(k|k-1)}\,\mathbf{H}^{\mathrm{T}} + \mathbf{R}\right]^{-1} \tag{6-13}
$$

如式（6-14）所示，k 时刻状态变量的估计值由两部分估计值经卡尔曼增益加权后得出。

$$
\begin{bmatrix} \tilde{\theta}_k \\ \tilde{v}_k \\ \tilde{a}_k \\ \tilde{c}_k \end{bmatrix} = \begin{bmatrix} \theta_{(k|k-1)} \\ v_{(k|k-1)} \\ a_{(k|k-1)} \\ c_{(k|k-1)} \end{bmatrix} + K_k \cdot \begin{bmatrix} d_k - d_{(k|k-1)} \\ b_k - b_{(k|k-1)} \end{bmatrix} \tag{6-14}
$$

最后，对状态变量估计值的协方差矩阵进行更新，为 $k+1$ 时刻的滤波做好准备。

$$
\tilde{P}_k = \left[1 - K_k H\right]\mathbf{P}_{(k|k-1)} \tag{6-15}
$$

以上是对大腿俯仰角跟踪的算法，此算法同样适用于运动模式类似的小腿。根据康复医生的建议，躯干部位的俯仰运动和滚转运动幅度较小，且变化较慢，系统根据重力分量在各个轴上的分量经三角运算获得，躯干的方位角也由磁力计分量的三角运算获取。前臂和上臂的动作较为复杂，系统中使用与上面类似的卡尔曼滤波进行跟踪，原理相同，但状态更新方程和观测方程里的变量和矩阵的维度都大幅增加。跟踪算法中所采用的卡尔曼滤波是一种无系统延迟的滤波算法，在 k 时刻获得新的测量值后即可获取当前状态参数的滤波值，对于目前运算能力较为强大的微处理器，数据滤波可在一个采样间隔内完成。

在本系统里，运动捕获是由传感器内部的嵌入式程序完成的，也就是说，每一个传感器输出至网关的不是原始加速度、角速度和磁力值，而是滤波得到的所附肢体的滚转角、航向角和俯仰角。每个受试者节点的 9 个传感器以分布计算的方式得出姿态角，发送至网关进行汇总。这种方式大大降低了网关的运算压力，尤其是当一个网关与多个节点建立通信联系时，这样的分布计算方式就显得格外重要。

（五）体态识别

人体的运动模式千变万化，对运动的识别基本上是一个逻辑思维的过程，如果考虑到场景和行为动机因素，可能只有动作发起者才知道自己在做什么动作。以简单的"梳头发"动作为例，这个动作虽然只涉及上肢运动，但不同个体的完成方式千差万别，如果不考虑头发和梳子这两个场景信息和行为动机，即使精确掌握所有关节的运动轨迹也无法进行识别。本研究所述系统只能得到人体躯干和四肢的运动状态，无法获取场景信息，因此此类动作也就不在本系统所能识别的范围里。根据四川大学华西医院康复医生的建议，识别重点是与场景无关的人体姿态。

我们把最基本的人体姿态分为站、坐、卧三种，这三种姿态称为第一级姿态，以图 6-22 为例，假设躯干、右侧大腿、左侧大腿与垂直法线的交角分别为 θ_1、θ_2、θ_3。

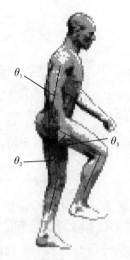

图 6-22　躯干、大腿与垂线夹角

根据这 3 个角度，采用经验性定义的第一级人体姿态对应的肢体角度范围见表 6-5。

表 6-5　第一级人体姿态对应的肢体角度范围

	站	坐	卧
θ_1	$-20°\sim20°$	$-30°\sim45°$	$45°\sim110°$
θ_2	$-45°\sim45°$	$45°\sim110°$	不限
θ_3	$-45°\sim45°$	$45°\sim110°$	不限

第一级人体姿态没有考虑人体的运动，当人处于以上体态时，会伴随自发或非自发的运动。第二级人体姿态识别主要是评估各部位的运动状况。通过前文的运动跟踪算法，我们可以获得 9 个传感器输出的任意时刻躯干和四肢的滚转角、航向角、俯仰角，共计 27 个角度值。基于此，在 k 时刻，我们定义从 $k-T+1$ 时刻到 k 时刻的能量函数 $E(k,T)$，见式（6-16）。

$$E(k,T) = \sum_{i=1}^{27} Var(\alpha_i, T) \tag{6-16}$$

式中，$Var(\alpha_i, T)$ 表示第 i 个角度在 $k-T+1$ 时刻到 k 时刻的方差，能量函数将所有角度的方差求和，因此它可以表示受试者在过去一段时间的运动强度。根据经验，我们可以设定一个门限如 T_{Engy}，当 $E(k,T) > T_{Engy}$ 时，判断受试者处于运动状态；当 $E(k,T) \leqslant T_{Engy}$ 时，判断受试者处于相对静止状态。

人体的动态特征往往是康复医学最为关注的，行走、骑行阻力车、下蹲等运动经常是康复医生规定的居家训练内容，这些动作的特点是具有周期性。第三级人体姿态识别的目标就是判断动作的周期性，并提取相关的频率信息。为此我们使用离散傅里叶变换（DFT）对关节角度进行分析。假设在 k 时刻，我们对 $k-T+1$ 到 k 时刻进行离散傅里叶变换，见式（6-17）：

$$F(\omega) = \sum_{t=k-T+1}^{k} \theta(t) e^{-j\omega t} \tag{6-17}$$

我们定义频域上在 $(\omega-\Delta\omega, \omega+\Delta\omega)$ 区间的能量函数见式（6-18），式中 $\Delta\omega$ 表示一段频率邻域。

$$E(\omega, \Delta\omega) = \int_{\omega-\Delta\omega}^{\omega+\Delta\omega} |F(\omega)| d\omega \tag{6-18}$$

如果当前动作具有周期性，则 $E(\omega, \Delta\omega)$ 应具有显著的峰值，在频域上扫描获取能量函数的最大值 $\hat{\omega}$，见式（6-19）：

$$\hat{\omega} = argmax_{\omega}E(\omega, \Delta\omega) \quad \omega \in (0, +\infty) \tag{6-19}$$

根据式（6-20）将峰值处能量 $E(\hat{\omega}, \Delta\omega)$ 与频率谱总能量对比：

$$P(\hat{\omega}, \Delta\omega) = \frac{E(\hat{\omega}, \Delta\omega)}{E(\omega, \infty)} \tag{6-20}$$

计算得到的 $P(\hat{\omega}, \Delta\omega)$ 与预先设定的门限 T_P 进行比较来判断过去 T 时间内是否处于周期性运动状态。如果 $P(\hat{\omega}, \Delta\omega) > T_P$，则判断 k 时刻为周期性运动，否则为非周期性运动。

需要注意的是，以上算法对周期性运动的判断有一定的滞后性。对于某一周期性信号，其重复周期越多，频率谱上的能量函数峰值就越明显，在实际使用中需根据肢体位置、采样率选取离散傅里叶变换的时间跨度（T）和门限 T_P。

第三级人体姿态识别通常是针对下肢（大腿或小腿）的俯仰角进行的，当判断受试者下肢进行周期性运动时，多数情况下是行走状态（也有可能是骑行阻力自行车、深蹲训练、抬腿训练等），所对应频率能量峰值 $\hat{\omega}$ 即为步频。当步频大于某一门限时，可判断为跑步。

（六）实验结果

本系统交付四川大学华西医院康复医学中心进行学科研究。我们选取了 3 名居家康复患者进行初步实验，3 名患者在离院时上、下肢 Brunnstrom 分期都在 Ⅳ 期以上，基本恢复了转移和日常生活活动能力，且能按照要求完成设备的穿戴和使用。本系统在患者家中部署完毕后，每位患者在上午、下午、晚上分别佩戴传感器进行两个小时的运动并监测。监测期间，除进行要求的康复训练，其他时间均可在室内自由活动。

患者的运动数据由使用客户端的康复医生获取，进行实时运动监测时，各传感器捕获的运动数据与 3D 人物模型相应的肢体绑定，模型同步重现患者的运动情况。使用这种方法，患者的动作还原度很高，而且客户端可以任意旋转 3D 模型视角，观察运动过程中各个关节的活动能力。动作还原的实时性也有较好的保障，通过在患者家中使用客户端比对患者实际的动作和模型动作，延时在 3 秒以内。不同视角下运动状态的 3D 模型模拟见图 6-23。

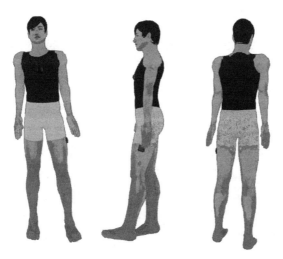

图 6-23　不同视角下运动状态的 3D 模型模拟

　　PC 版的客户端提供了更多查询功能，如图 6-24 所示，可选取规定时间的运动量统计，也可以详细查看某一时刻的体态和运动强度，也可以比对多个患者的运动统计。康复医生可以据此推测患者的运动能力是否有所改变，也可以判断患者的运动康复训练是否满足要求。

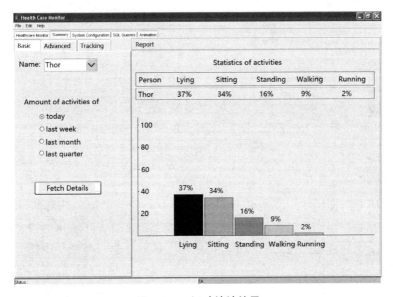

图 6-24　运动统计结果

　　系统对于体态的识别准确率基本达到了 100%，但实验中还是发现了一些无法识别的体态，主要出现在不同体态转换期间，或受试者借助场景设施形成一些不常见的身体姿态。这些体态不在第一级人体姿态的角度范围内。

另外一个实验内容是测试系统对周期性运动的跟踪精度。我们选取了步行过程中下肢的屈伸角度作为测试对象。为了与视频跟踪结果进行比对，我们在受试者腿部中线处贴有反射标志物，在受试者行走过程中，同步运动的摄像机跟踪拍摄腿部的运动情况。

按前文所述卡尔曼滤波算法可以得到的大腿的俯仰角（定义为大腿与垂直法线夹角，如图 6-22 中的 θ_2、θ_3 所示）曲线和小腿的俯仰角曲线，见图 6-25 实线。通过测量每一帧图像大腿中线和小腿中线的反射标志物与垂直方向的夹角，可以得到的光学方法测量的大腿俯仰角和小腿俯仰角，见图 6-25 虚线。两条曲线显示了相同的变化趋势，两者的平均差异为 0.072 弧度（≈4.1°）。

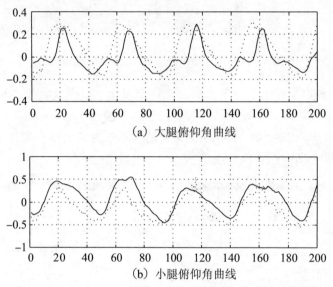

(a) 大腿俯仰角曲线

(b) 小腿俯仰角曲线

图 6-25 行走过程中大腿俯仰角曲线和小腿俯仰角曲线

实线：卡尔曼滤波结果；虚线：视频图像测量结果。

（七）结论与展望

在本研究所提出的运动捕获与识别系统中，我们采用了已有的可穿戴传感器、网关、服务器产品搭建起硬件框架，在此基础上开发了通信协议、运动捕获算法和运动识别算法。在初期的小范围应用上证明了这一系统可以提供稳定、准确的实时运动监控数据、识别受试者体态、生成运动统计结果，所提供的信息可以帮助康复医生远程掌握患者的居家康复状况，是"互联网＋康复医学"领域的一次有意义的尝试。后期的工作将着重围绕两点展开：一是体态识别的精细化。当前的体态分类还比较粗疏，主要集中在躯干和下肢大关节的判断，对上肢动作的识别还未多做考虑。在目前的配置中，传感器已经可以捕获上臂和前臂的运动轨迹，我们将据此设计算法识别肩外展、肩前屈、肘屈、前臂内外旋等上肢动作。二是居家康复患者运动信息的数据挖掘。本系统的客户端通过 3D 模型还原的方式展现康复患者的运动状态，康复医生已经可以据此评估患者的关节活动度、平衡性、肌肉力量、协调性等，但目前还都是靠医生手动实现，下一步我们将结合康复医生的分析方法处理运动统计数据，提取关键运动片段，设计算法自动提取表征康复患者运动能力的参数。

（董　梁）

七、经颅直流电刺激（tDCS）在脑卒中康复中的应用进展

（一）tDCS 的作用机制

作为一种新兴的神经调控治疗技术，tDCS 采用的是恒定、低强度的直流电，并通过置于头皮上的电极片实现对神经的刺激与调控。与脑深部电刺激、经颅磁刺激和药物等方法相比，tDCS 分别具有无创、经济和毒副作用少的优点。然而对于 tDCS 各种临床效应的产生机制，学术界至今尚未达成明确共识。

过去 15 年，大量的动物实验和临床试验为 tDCS 的机制研究提出了一些可能的生理效应假说，如神经元细胞膜的阈下极化和谷氨酸能神经元的可塑性。一些实验结果显示，tDCS 可以使脑兴奋性产生持续的变化，同时，tDCS 的疗效与刺激强度及持续时间密切相关，可以作为传统康复的一项安全有效的辅助治疗方案。其治疗效应包括自发的神经元活动辅助直流电诱导的膜极化效应和大脑网络的区域可塑性效应。基于以上研究，目前推断 tDCS 的可能作用机制如下：tDCS 对神经元的主要作用是通过将电极置于目标区域，根据电极的极性（阳极或阴极），对大脑的功能产生影响（兴奋或抑制），利用电流相对于轴突的方向使处于静息电位的细胞膜去极化或超极化，其阳极增加皮质的兴奋性，阴极抑制皮质的兴奋性。

另外，研究显示，阻断 N－甲基－D－天冬氨酸（NMDA）受体会影响 tDCS 的治疗作用，因此，富含 NMDA 的谷氨酸能神经元的突触可塑性很可能在 tDCS 诱导的持续性神经重塑中发挥重要作用。除此以外，tDCS 还可对神经元网络产生作用。有研究表明，神经元网络对直流电刺激的反应甚至比单个神经元更敏感。因此，tDCS 可能会干扰各种皮质和皮质下神经网络的功能连通性、同步性及振荡活动。

以上这些是 tDCS 在突触水平对神经元功能的调节，然而 tDCS 还具有非突触效应，这是一种可能对整个轴突产生长期持续刺激后的效应。轴突周围各种分子的构象和功能的变化可能是非突触效应产生的机制。当暴露于直流电场的时候，轴突周围会出现跨膜离子电导、膜结构变化、细胞骨架改变或轴突传输等现象。此外，tDCS 发挥其效应时，需要考虑的另一个因素是大脑中非神经组织的变化，包括内皮细胞、淋巴细胞和各种胶质细胞等。因为几乎所有的组织和细胞

都对电场敏感，虽然这些非神经元效应还未被系统地研究过，但基于它们都参与构成轴突的微环境，而轴突的微环境被认为跟多种神经及精神疾病有关，因此，非神经元因素很可能对 tDCS 的治疗效应有影响。

另外，tDCS 的治疗效应受多种体内外因素的影响。作为一种潜在的机制，研究者推测 tDCS 引起的神经元激活不仅会改变其细胞膜的电位和放电速率，还能减小其膜电阻。其膜电阻的减小，可能对 tDCS 产生效应具有重要的意义，因为在高膜电阻的静息神经元内，电场可以产生比低膜电阻的兴奋神经元大得多的跨膜电压。因此，tDCS 产生的各种效应取决于受刺激的靶区域、投射区、周围结构及患者的遗传多态性等。当然，tDCS 的电流强度和刺激时间是其产生效应最重要的影响因素，例如将加在第一运动区（M1 区）的阴极 tDCS 电流由 1mA 增至 2mA，其对刺激区神经元产生的电流效应由抑制转化为兴奋。最后，电极也是一个重要的影响因素，即使出现电极大小、形状或位置的微小改变也会对电流的扩散和其诱导产生的直流电几何形状产生强烈的影响。

综合 tDCS 的以上规律和影响因素，在临床和科研工作中使用 tDCS 进行治疗实验时，应对其参数设置、神经解剖学和患者个体化因素进行整体考虑，制订最佳的治疗实验方案。

（二）tDCS 在神经及精神疾病中的应用研究现状

国内外不少科研团队对 tDCS 在脑卒中、抑郁症、精神分裂症、帕金森病、癫痫等神经及精神疾病的控制和治疗中的应用进行了探索。

1. 脑卒中

脑卒中是世界上致残率很高的疾病之一，常见的脑卒中后症状有失语、肢体功能障碍及认知功能障碍。目前我们正开展 tDCS 用于脑卒中患者运动及认知功能康复的临床试验，同时利用 MRI 进行 tDCS 的脑影像机制研究，以期验证其效果并使之成为脑卒中患者经济有效的辅助康复疗法。

（1）目前的言语训练在改善失语方面效果很有限，通过 tDCS 调节皮质兴奋性以辅助言语训练，很可能是一种更有效的治疗方案。最常用 tDCS 辅助治疗改善脑卒中后失语的方案是采用 1~2mA 的阳极电流，针对 Broca 区进行长达 20 分钟的刺激，每周 5 次，持续 2 周，并配合相应的言语训练。许多随机对照实验都为 tDCS 对脑卒中后失语的有效性提供了有力证据。其中，研究人员通过使用 tDCS 辅助治疗脑卒中后失语的随机对照研究发现 tDCS 可以改善慢性失语患者的言语功能和日常生活活动能力，并且该疗效能够维持较长时间。虽然发表于 2014 年的一项系统评价实验尚未证实 tDCS 对脑卒中后失语的确切疗效，但该系统评价实验仅纳入 12 项随机对照实验共 136 名患者的临床数据，要作为可靠的循证医学证据，其患者样本量远远不足。

（2）改善肢体功能是脑卒中康复最大限度地减少残疾的核心要素。虽然目前还没有高质量的系统评价可以显示各种干预措施相对于自然病程的有效性，但多个随机对照实验的证据表明，增加 tDCS 方案对脑卒中患者的肢体功能障碍具有更好的疗效。对于脑卒中后肢体功能障碍康复的 tDCS 方案，研究者常采用 1mA 的阳极电流刺激患侧初级运动皮质，或以相同强度的阴极电流刺激对侧初级运动皮质，维持 10~20 分钟，每周 3 次，持续治疗 4 周。有学者使用 tDCS 结合健侧运动限制疗法治疗脑卒中后上肢运动功能障碍的研究发现，阳极刺激组具有比阴极刺激组和假刺激组更显著的上肢 Fugl－Meyer 评分改善。在另一项使用 tDCS 辅助治疗脑卒中后上肢运动功能障碍的研究结果中，中、重度残疾的患者在电刺激后的运动功能改善具有显著性差异。因此，tDCS 不失为脑卒中后肢体功能障碍，尤其是上肢功能障碍的具有前景的康复治疗方法。

（3）脑卒中后认知功能障碍是给脑卒中患者及其家属带来困扰的又一主要症状。tDCS 的出现为患者认知功能的改善带来了新希望。目前最常用于脑卒中后认知功能障碍的 tDCS 方案采用 2mA 的阳极电流刺激双侧前额叶皮质，每周 5 次，每次 30 分钟。韩国学者使用该方案联合计算机辅助认知康复系统治疗脑卒中后认知功能障碍患者，实验结果证实该方案对患者的认知功能改善有益。目前，尚未有可信度高的循证医学证据表明 tDCS 对脑卒中后认知功能障碍的有效性，但许多正在进行的随机临床试验很可能改变这一现状。

2. 癫痫

癫痫是大脑神经元突发性异常放电，导致短暂的大脑功能障碍的一种慢性神经系统疾病。正规的抗癫痫药物治疗可以使大部分患者的症状得到控制，近年来出现的慢性间歇性迷走神经刺激、大脑皮质刺激、深部脑刺激及经颅磁刺激等疗法也能通过控制癫痫的发作、改善患者情绪来提高患者的生活质量，但这些方法多需要通过外科侵入实现，而手术可能带来并发症的风险，也不能排除心血管系统、呼吸系统和消化系统的不良反应。相比之下，tDCS 不需要通过手术植入设备，安全可靠且经济。在癫痫的治疗上，研究表明阴极 tDCS 可以使病灶区的大脑皮质超极化，抑制癫痫的发作并减轻临床症状，其疗效在许多研究中都被证实。目前临床试验常用 1~2mA 的阴极电流刺激病灶区皮质，每次持续 20~30 分钟，每周 3~5 次，疗程常为 2 周左右。有学者的综述总结了 6 例癫痫患者临床试验和大鼠实验的研究结果，发现所有的患者对于 tDCS 都能耐受，且其中 4 例临床试验结果都显示 tDCS 对减少患者的癫痫发作是有效的。另有文献报道阴极 tDCS 对减少难治性癫痫患者的发作频率有较好的疗效。不过，使用 tDCS 治疗癫痫仍存在刺激参数不统一、疗程长短不同及不同患者的个体化治疗等问题，需要更多高质量的临床试验提供充分的证据以制定相应的临床指南，才能使癫痫的 tDCS 治疗方案得到有效应用。

3. 抑郁症

近年来，重度抑郁症的发病率越来越高，最新的研究显示，在背外侧前额叶皮质进行 tDCS 等非侵入性脑刺激可以在前扣带回－岛叶网络发挥加强认知控制、调节感情处理和抑制病态的作用，从而安全有效地降低重度抑郁症的发作风险。目前在抑郁症领域，主流的 tDCS 使用 2mA 的电流刺激双侧前额叶皮质，每次持续 30 分钟。有单中心临床试验对抑郁症的新型非药物治疗展开研究，使用该 tDCS 方案治疗持续 10 周共 22 次，结果显示，接受 tDCS 治疗的患者在症状改善方面并不优于接受药物西酞普兰治疗的患者。但另有使用该 tDCS 方案治疗脑卒中后抑郁症的文献报道，该研究发现在为期 6 周共 12 次的 tDCS 治疗之后，tDCS 治疗组患者的平均汉密尔顿抑郁评分显著优于假 tDCS 对照组，并认为 tDCS 对脑卒中后抑郁症的治疗具有安全性和有效性。一个小样本量的 Meta 分析认为，tDCS 比假 tDCS 能更有效地降低抑郁的严重程度，不足的是其纳入的临床病例之间存在较大的异质性。综上所述，tDCS 与药物相比安全并具有更少的副作用，也很可能具有较优的抗抑郁效果。

4. 精神分裂症

精神分裂症患者通常会出现一系列认知功能缺陷，包括工作记忆和执行功能的显著缺陷。这些缺陷能被各种精确的检测手段发现，但有效的干预方法却捉襟见肘。因此，许多研究人员使用 tDCS 在该领域开展临床试验。目前常用 2mA 的阳极电流持续刺激左侧前额叶皮质，持续 30 分钟，阴极置于右侧眶上区，以此辅助患者的认知训练。有研究者在行 tDCS 时使用 fMRI 观察患者的额叶皮质，发现 tDCS 并未提高患者的即时工作记忆，但这些患者在 24 小时后表现出更好的执行能力，并且 fMRI 显示阳极的额叶皮质活动显著增加，而其他皮质的活动并无明显改变，提示 tDCS 是一种提高精神分裂症患者认知功能的潜在新疗法。

5. 帕金森病

帕金森病患者的步态失调一直都是治疗难题，该症状对左旋多巴的反应很不敏感，tDCS 的出现给这些患者的康复带来了新希望。对帕金森病患者的步态失调症状，主流的 tDCS 方案仍是使用 2mA 的电流刺激单侧大脑的背外侧前额叶皮质，进行为期 2 周的治疗，每次 20 分钟，每周 5 次。有学者对同一名中度帕金森病的患者进行舞蹈疗法联合真假 tDCS 的两种步态治疗，他们观察到行 tDCS 时该患者的总体步态速度和舞蹈峰值速度较行假 tDCS 时提高。在非运动症状方面，一项多中心的随机对照实验使用上述 tDCS 方案治疗患者后随访 1 个月，结果显示，经 tDCS 治疗的患者的执行功能较假 tDCS 组有明显持续的改善，表明背外侧前额叶皮质的 tDCS 能为帕金森病患者的执行功能带来长期有益的影响。上述研究表明，tDCS 可能是帕金森病患者步态康复的一种有效辅助治疗手段，同时也是治疗患者精神及认知功能障碍的非药物性替代方案。

6. 疼痛综合征

疼痛是一种令人不快的主观感受，常伴随实质或潜在的组织损伤。在疼痛症状的控制中，前额叶皮质可能是使用 tDCS 的有效靶点。目前常用 2mA 的电流刺激患者左脑背外侧前额叶皮质，每次持续 20 分钟。有研究发现，接受阴极 tDCS 的患者其主观疼痛程度较接受阳极 tDCS 的患者更高，由此认为 tDCS 可以改变患者对疼痛的主观感觉。但一项使用 tDCS 治疗非特异性慢性腰背疼痛的研究结果认为，其减轻疼痛和残疾的效果不足以使其推广至临床应用。另一项使用 1mA 的电流持续 15 分钟的研究结果表明，tDCS 可以调节大脑皮质对痛觉的处理，但并不能影响即时产生的疼痛知觉。还有脑卒中后疼痛方面的研究表明，tDCS 能改善患者的疼痛辨识度并具有止痛效果。目前使用 tDCS 治疗疼痛的高质量随机对照实验仍远远不足，因此其临床疗效依然有待进一步验证。

（三）tDCS 尚待解决的问题及应用前景

自 tDCS 问世以来，其应用范围不断拓展，除了以上展开讨论的疾病，tDCS 还被应用于耳鸣、意识障碍、多发性硬化及阿尔茨海默病等的治疗。在设备更新方面，目前的 tDCS 已能在 MRI 环境下使用并不受其干扰，甚至最近的 tDCS 被改进为一种可编程的便携式设备，极大地方便了患者的使用。高精度的多通道 tDCS 设备也已经出现并已经在患者身上开展临床试验。

尽管如此，tDCS 依然面临许多问题。首先，现有的理论忽略了 tDCS 受不同电流强度和刺激时间影响所产生的治疗效应具有的复杂性、脑内电流产生的各种物理效应及大脑皮质活动与患者外在表现之间的复杂关系，并相对肤浅地认为高级认知功能和疾病仅与某一脑区紧密相关。其次，动物和人体的 tDCS 机制研究仍存在一定差距，而且目前尚缺乏一个综合的机制框架以使用最佳的 tDCS 方案来治疗某种疾病或某一患者，也没有一种可靠的方法能预测和纠正个体间的差异。最后，多通道 tDCS 作为一种精度更高的电刺激仪，其在作用机制和治疗效果上与常用的单通道 tDCS 存在哪些区别，也需要研究人员进行更深入的探索。因此，tDCS 的机制研究需要开展更多高质量的随机对照实验，其核心有以下几个方面：①研制和调试出在动物和人体实验中精度更高的仪器；②构建一个更具体的 tDCS 对认知功能和行为学产生神经生理效应的框架；③需要一个最佳的实践方案以确保 tDCS 产生的治疗效应在实验室和临床实践中都具有较高的可重复性。

目前，许多高质量的多中心随机对照实验正在开展，我们希望在深入理解神经生物学作用机制后，让 tDCS 在不久的将来能成为神经及精神疾病安全可靠、经济有效的临床康复治疗手段。同时，随着人工智能的进步和其热度不断增加，

tDCS 未来很可能走向精度更高、个性更强的人工智能道路，指导不同疾病和不同患者的实时个体化治疗。而其在神经及精神疾病的应用，也一定会更加全面而深入。

（蒋鸿杰）

八、上肢康复机器人的应用进展

（一）上肢康复机器人的发展

上肢康复机器人始于 1993 年 Lum 设计的名为手－物体－手的康复装置，此后不断改进并发展。随着科技的发展，康复机器人已经从单一的训练模式发展为多关节、多模式的训练模式。上肢康复机器人始终随着科技的进步在不断发展完善。目前上肢康复机器人主要分为上肢末端执行器和上肢外骨骼机器人。根据功能，上肢康复机器人又可以分为功能电刺激辅助上肢康复机器人、虚拟现实技术上肢康复机器人、基于表面肌电图上肢康复机器人、脑-机接口上肢康复机器人。

（二）上肢康复机器人的理论基础

上肢康复机器人的机制尚未明确。部分学者认为与神经可塑性息息相关。神经可塑性也被称为"中枢神经受损后替代学说"，是指神经元与其网络连接，为不断调整、适应内外环境的变化，在结构和功能上发生动态改变。这一变化过程主要体现在神经系统的初始发育中、后天的经验学习及技能训练中，特别是在神经系统发生损伤后的替代和恢复过程中。神经可塑性包括结构可塑性和功能可塑性。功能可塑性的主要表现形式包括损伤区周围脑组织的功能重组、损伤区对侧相应部位的功能重组、神经突触传递效率的改变、新脑网络的形成以及现有网络内的代偿改变。研究显示，脑卒中后的神经元自发性重组和可塑性变化始于极早的急性期阶段，并持续数周，涉及的范围不仅有病损部位临近的脑区，还包括远离病损部位的脑区和另一侧大脑半球。上肢康复机器人通过对上肢进行重复、循序渐进的运动锻炼，促进神经的替代和重组。

（三）上肢康复机器人的康复疗效

关于上肢康复机器人的康复疗效，国内外学者已经做了部分研究，主要包括对上肢肌力、关节活动度、肌张力以及日常生活活动能力等的评估研究。Volpe 等的临床试验发现，急性脑卒中患者接受上肢康复机器人训练后，肩部和肘部运动功能提高较为明显。Veerbeek 等的 Meta 分析显示，上肢康复机器人训练可普遍改善脑卒中后偏瘫患者的运动控制。张秀芳等同样研究了上肢康复机器人对偏瘫患者上肢功能的影响，在常规康复干预的基础上辅以上肢康复机器人训练，能进一步促进脑卒中偏瘫患者上肢功能改善，但是在改善肩关节前屈范围上，两组实验前后没有统计学差异。对于上肢康复机器人是否能改善偏瘫患者异常的肌张力，目前还存在一定的争议。Taveggia G 等的一项随机对照试验发现，使用上肢康复机器人对脑卒中后偏瘫患者进行上肢功能训练后偏瘫侧上肢增高的肌张力较治疗前降低。但 Caimmi 等的临床随机对照试验显示，慢性期脑卒中患者接受上肢康复机器人训练后，偏瘫上肢异常增高的肌张力无明显降低。

（四）总结

上肢康复机器人较传统康复有无疲劳、高精准性、可评估以及训练过程中提供反馈等优点，能有效地改善患者的上肢功能状态。但是在康复疗效的某些方面还存在一定的争议。目前康复疗效的评估指标多以量化的评估量表为主，缺少神经电生理以及影像学等临床方面的证据。

（万春晓）

第七章　云康复有效性验证规划

一、云康复验证推广的多中心构架

（一）研究背景

脑血管疾病是一种常见病、多发病，具有高发病率、高死亡率、高致残率和高复发率，是我国目前第一位死因。脑血管疾病患者常遗留不同程度的运动功能障碍，且伴发认知功能障碍的概率较高，严重影响患者的生活质量和社会参与程度。目前，各种旨在提高患者运动及认知功能的康复新技术正在不断开发探索当中。我国脑血管疾病患者分布广泛，数量众多，边远地区康复专业人员匮乏。由于我国康复人才培养起步较晚，在近年的调查中发现，从事康复专业的人员数量严重不足。四川地区二甲及以上医院不足 1000 人，需要服务近 9000 万群众（脑血管疾病功能障碍人数每年约增加 27 万人），且大部分康复专业人员是近 5 年内转岗进入此领域。由于康复专业技术参差不齐，康复疗效差异日趋明显。

目前，在已有的"互联网＋智慧医疗"背景下，专业培训逐步从耗资巨大的线下再教育转移到网络授课，但是针对复杂多变的个案患者的临床决策往往让新转岗人员无从下手，其需要通过长期的临床经验积累才能拥有独立的临床诊治能力。

四川大学华西医院康复医学中心具备长期的临床教学经验，是全国重点康复医学教学基地，长期举办康复医师、康复护士、治疗师培训。针对患者的康复治疗流程，具有针对运动和认知功能障碍的以"重复性精细化设计训练"为主的临床特点，有患者康复疗程较长、训练计划以周为时间单位调整、治疗人员全程关注、安全性好、风险小、疗效显著等优势，要求由熟练的专业人员不断地进行现场重复性训练指导。故要求康复人员要有扎实的理论基础和丰富的临床实践经验，合格的康复人员需要通过近 10 年的专业学习和实践才能熟练掌握独立操作技巧。我们课题组在长期实施的专业培训中，发现青年学习者或转岗学习人员在完成培训班的理论学习后，进入临床实习阶段，必须要由有经验的人员进行充分而长期的带教才能快速成长起来。而有经验的治疗人员在临床上同样十分稀缺，由于工作繁忙，带教时间也是相对不足。

四川大学华西医院康复医学中心云康复团队从 2009 年开始筹建康复大数据

实验室和成立智慧医疗部，用"互联网＋"思维总结了近 14000 人次的临床治疗数据，结合技术的不断创新沉淀，完成了数字化康复处方的研究，建立了大数据资料库，将因为教育背景或个人能力不同导致的治疗操作差异降到最低，在个体化精准康复的前提下追求治疗管理的流程化、治疗技术的规范化和治疗疗效的同质化。四川大学华西医院康复医学中心一直致力于推进华西经验的全国性应用。每年由国家卫健委委托承办的康复医师、康复护士和治疗师专科化培训共 5 期，每期 2 个月，每届 30 人面授和科内实践的安排耗费了大量的人力和物力，每年仅仅培养专业人员近 150 人。虽然专业人员一直在努力，从来没有懈怠，但对全国性专业人才短缺导致的旺盛需求仍感力不从心。转换思想、拓展思路，从既往培养人才模式以请进来为主，转变到利用"互联网＋"思维基于本研究平台的精湛技术送出去为主，才是我们未来拓展的方向。

现有的临床指南有利于诊治规范和临床安全，对培养医务工作者异常重要。但是，指南的编写往往是基于既往的研究数据总结，更新周期往往以年为单位。日新月异的社会化活动，导致按照指南处置快速突变的临床个案往往捉襟见肘。能否通过大数据库的实时更新，日日或时时地充实及更新指南性标准成为临床的难点。"互联网＋"远程智慧化辅助系统正好成为突破此关口的关键点。

在本次研究中，本课题组基于既往近 8 年的大数据总结和检索既往成熟技术的基本平台，结合"互联网＋"技术，创建远程智慧化辅助系统，让已有的康复指南标准结合华西专家和（或）全国专家的临床经验，通过互联网技术指导个案治疗，对现场康复治疗人员耳提面命，随时提示优选的脑血管疾病康复流程和技术；同时，依托国家"十三五"重大专项研发课题"脑血管病运动与认知康复体系管理研究"这一契机向全国推广。

（二）研究目的

本研究旨在推广四川大学华西医院康复医学中心长期实施的脑血管病运动与认知标准化康复评估和个体化精准治疗方案，探索建立一个基于大数据平台的治疗管理流程化、治疗技术规范化、治疗疗效同质化、治疗方案精准化，易操作和易推广的全国脑血管疾病康复诊治标准模式，以满足较大人群范围的脑血管疾病患者评估、临床治疗和临床管理需求。同时，完善跟踪随访、预后评估等相关因素分析的康复系统，为中国人脑血管疾病的规范化治疗和精细化康复治疗奠定基础。

（三）整体设计

因为本研究主要是训练全国康复人员熟悉标准化康复流程的推广研究，相当于通过桌面电脑、平板电脑或手机根据患者情况适时推荐个体化最优选方案，故本研究采用非随机对照研究设计，由康复人员基于实践经验决定是否采用我中心制订的标准化康复方案。患者入组评估后，部分、全部或没有采用提供的标准化方案及后续疗效均要求记录，以便分析。所有相关评估和疗效数据（非个人敏感性隐私数据）录入数据库，以完善和促进数据库和优选方案的适时升级。

（屈　云）

二、多中心研究设计

（一）研究方法

1. 病例选择

脑梗死诊断标准依照《中国急性缺血性脑卒中诊治指南2010》（中华医学会神经病学分会脑血管病学组急性缺血性脑血管疾病诊治指南撰写组）。脑出血的诊断标准依照2010年中华人民共和国卫生部颁布的《成人自发性脑出血诊断标准》。

（1）急性起病。

（2）局灶神经功能缺损，少数为全面神经功能缺损。

（3）症状和体征持续数小时以上。

（4）脑CT或MRI排除其他病变。

（5）脑CT或MRI有病灶确诊。

2. 纳入标准

（1）符合纳入疾病的相关诊断标准。

（2）有肢体的运动功能障碍和（或）轻度认知功能障碍者。

（3）生命体征稳定者。

（4）知情同意，自愿受试。认知功能障碍者和未成年人由监护者知情同意。

3. 排除标准

（1）生命体征不稳定者（血压、心率等超出正常）。

（2）合并严重已经诊断的心、肝、肾以及造血、代谢系统等不适宜运动康复的原发性疾病。

（3）昏迷、严重认知功能障碍、完全性失语或感觉性失语等（MMSE<17分）无法主动配合康复训练的患者。

（4）法律规定的残疾患者（盲、聋、哑、精神障碍及由其他原因引起的肢体、智力严重残疾影响到神经功能缺损评估者）。

（5）怀疑或确有酒精、药物滥用病史，或者根据研究者的判断具有降低入组可能性或使入组复杂化的其他病变。

（6）过敏体质（≥2种食物、药物及花粉等过敏者）及对运动抗拒者。

（7）正在参加其他临床试验可能影响最终评估结果的患者。

4. 受试者退出试验的条件及步骤

（1）研究者决定的退出：已经入选的受试者在试验过程中出现了不宜继续进行试验的情况，研究者决定让该受试者退出试验。

（2）试验中，如出现病情加重，研究者可让该受试者退出试验，接受其他有效治疗，该受试者按无效处理。

（3）试验中，受试者发生了较严重的合并症、并发症或特殊生理变化，不适宜继续接受试验。

（4）试验中，受试者依从性差，参与康复治疗达不到规定量的 80％ 或超过规定量的 120％。

（5）受试者自行退出试验：受试者有权中途退出试验，或受试者虽未明确提出退出试验，但不再接受康复治疗而失访，也属于"退出"。应尽可能了解其退出的原因，并加以记录，如自觉疗效不佳、对某些不良反应感到难以耐受、有事不能继续接受试验、经济因素或未说明原因而失访等。

（6）退出试验受试者的处理：无论何种原因，对退出试验的受试者，应保留其病例记录表，并以其最后一次的检测结果为最终结果，对其疗效进行全数据集分析。

5. 研究方案

（1）纳入符合课题研究标准的脑血管疾病患者。收集受试者的基本信息资料，通过问诊、查体等进行临床评估。

（2）将受试者的信息输入桌面电脑或平板电脑系统（开发中），上传到大数据库。必要时可以配合便携式设备上的三维运动传感器、加速度传感器、摄像仪、录音设备、视频终端等智能终端采集数据。

（3）根据四川大学华西医院康复医学中心已有的大数据平台智能辅助系统远程评估结果，自动选择并推送治疗处方。在保证基本临床药物治疗等的情况下，由治疗人员保证受试者安全，自愿选择入组。入组受试者每天训练时间至少持续30分钟，每周训练5天，持续2周。

（4）完成疗程后，对受试者进行再评估，将相关结果输入桌面电脑或平板电脑系统（开发中），上传到大数据库。

（5）对参与研究的受试者随访2周，对其进行再评估，将相关结果输入桌面电脑或平板电脑系统（开发中），上传到大数据库。

（二）研究步骤

1. 筛选、入组期

（1）人口学基本信息、既往史、治疗史、病程、合并症、用药情况等。

（2）生命体征：呼吸、心率、血压（静坐5分钟后测量）等。

（3）一般体格检查。

（4）神经专科检查（感觉、言语功能）。

（5）运动功能评估（Brunnstrom 分期）。

（6）认知功能评估〔简明精神智能状态检查表（MMSE）评分、蒙特利尔认知评估量表（MoCA）评分〕。

（7）记录日常生活活动能力量表（MBI）。

（8）筛选合格（符合所有纳入标准、不符合所有排除标准）的受试者入组。

（9）填写 CRF。

（10）上传数据。

2. 观察期（推荐优选的康复治疗方案，由治疗人员自愿采用）

（1）访视时间：一周一次。

（2）生命体征：呼吸、心率、血压（静坐后 5 分钟测量）等。

（3）一般体格检查。

（4）神经专科检查（感觉、言语功能）。

（5）运动功能评估（Brunnstrom 分期）。

（6）认知功能评估（MMSE 评分、MoCA 评分）。

（7）记录日常生活活动能力量表。

（8）记录治疗期间训练、不良反应情况及卫生经济学信息。

（9）填写 CRF。

（10）上传数据。

3. 随访观察期

（1）访视时间：入组后每 4 周一次。

（2）生命体征：呼吸、心率、血压（静坐 5 分钟后测量）等。

（3）一般体格检查。

（4）神经专科检查（感觉、言语功能）。

（5）运动功能评估（Brunnstrom 分期）。

（6）认知功能评估（MMSE 评分、MoCA 评分）。

（7）记录日常生活活动能力量表。

（8）记录随访期间不良反应情况。

（9）填写 CRF。

（10）上传数据。

（三）可供选择的其他方法

脑血管疾病传统康复诊疗及照护，如针灸、推拿等，能够改善病情，必须详细记录，并进行网络申报。

（四）风险与收益

因为采用四川大学华西医院康复医学中心现有成熟技术进行康复治疗，受试者和社会可从本研究中受益。本研究是现有成熟技术的推广应用，此种受益包括受试者有可能获得更佳的治疗效果，以及本研究可能有助开发出一套管理系统，用于有相似病情的其他患者，为中国人脑血管疾病的个体化治疗、精细化康复和康复疗效同质化奠定基础，减轻家庭及社会的经济负担。后续研发的相关康复适宜技术及设备有助于将研究产业化，提升医疗产业价值。

受试者参加本项临床试验可能面临的风险暂无相关风险报告。

（五）不良事件观察、记录与处置

不良事件呈报将严格遵照医院相关文件及流程要求。

（1）各种不良事件：试验中，受试者发生了其他合并症、并发症或特殊生理变化，由主管医生及研究者及时采取措施对症处理，记录在病例报告表中。

（2）严重不良事件（SAE）：试验中，受试者发生了严重的合并症、并发症或特殊生理变化，由主管医生及研究者及时采取措施对症处理，记录在病例报告表，由研究者决定是否停止治疗，立即报告伦理委员会、临床试验机构和申办者，24 小时内报告国家和省级监督管理局。

（六）研究评估：有效与安全评估指标、样本含量估计等

1. 有效性评估指标

（1）主要疗效指标：脑血管疾病患者 Brunnstrom 分期、MMSE 评分、MoCA 评分、日常生活活动能力量表。

（2）次要疗效指标：卫生经济学指标、神经专科检查（感觉、言语功能等）。

2. 安全性评估指标

（1）呼吸、心率、血压等生命体征。

（2）可能的不良事件。

3. 统计分析

（1）统计分析数据集的确定。

全分析集（FAS）：根据意向性分析（Intention to Treat）原则确定，即受试者入组后至少接受一次评估并有疗效记录的病例集合。主要疗效指标缺失时，用其前一次观察到的结果结转。FAS 是本试验疗效评估的主要分析集。

符合方案集（PPS）：指符合纳入标准、不符合排除标准、完成治疗方案的病例集合。PPS 是本试验疗效评估的次要分析集。

安全数据集（SS）：至少接受一次评估和治疗，且有安全性指标记录的病例集合。SS 是本试验安全性分析的分析集。

（2）统计分析过程。

所有数据的统计分析将采用 IBM SPSS 20.0 软件完成。描述性统计主要用于突出受试者的人口学特征及不良事件发生情况，其中连续变量以平均值和标准差表示，分类变量以频率和百分比表示。对于计量资料，若符合正态分布，采用两独立样本 t 检验，若不符合正态分布，则采用两样本比较的秩和检验；对于计数资料，采用卡方检验、Fisher 确切概率法或秩和检验进行分析。计算比较组间，以治疗前后、随访时各项指标的变化为准。本研究设计的统计分析均采用双侧检验，并且认为 $P<0.05$ 时差异有统计学意义。

4. 样本含量估算

根据相关文献报道及统计学要求，按照推广项目要求合计计划入组样本量 1000~1500 例（具体计算略）。

（七）研究质量控制与保证

制定临床试验标准操作规程（SOP），在研究开始前对参研人员进行 SOP 培训，在研究开始阶段认真监察 SOP 的执行，在执行中对 SOP 进行修改和补充，研究结束后进行数据分析、资料归档。

（八）伦理学

1. 伦理学要求

本调查研究遵循《医疗器械临床试验规定》《世界医学大会赫尔辛基宣言》《涉及人的生物医学研究伦理审查办法（试行）》等，以及世界卫生组织有关伦理审查的指南，按照中国有关医学研究规范、法规进行。

每一位患者入选本研究前，研究人员和（或）治疗人员有责任以书面文字形式，向其或其指定代表完整、全面地介绍本研究的目的、程序和可能的风险。应让患者知道他们有权随时退出本研究。入选前须给每位患者一份书面的患者知情同意书（以附录形式包括于方案中），每位患者进入研究之前应知情同意。知情同意书应作为临床研究文档保留备查。

2. 受试者的医疗和保护

研究人员负责受试者的医疗，做出与临床试验相关的医疗决定，保证受试者在试验期间出现不良事件时能得到适当的治疗。

3. 受试者隐私的保护

只有参与临床试验的研究人员以及伦理委员会、监察、稽查等相关人员才可能接触到受试者的个人信息及医疗记录。受试者的医疗记录将按规定保存在医院。数据处理时将采用"数据匿名"的方式，省略可识别受试者个体身份的信息。

4. 自愿原则

是否参加本研究完全由受试者决定。研究者告知受试者可以拒绝参加此项研究，或在研究过程中的任何时间无理由退出研究，这都不会影响受试者的医疗或有其他方面的利益损失。

5. 知情同意的过程

研究人员必须向患者或其法定代理人说明有关临床试验的详细情况，包括试验目的、试验程序、可能的受益和风险、受试者的权利和义务等，使患者充分理解并有充分的时间考虑。所提问题均得到满意答复，患者表示同意并签署知情同意书后方能开始临床试验。每一名患者签署知情同意书时研究人员和主管医生要将自己的联系电话留给患者，以便患者在出现病情变化时能够随时找到医生。

本研究涉及运动及认知功能障碍。脑血管疾病患者虽为困难群体，但存在自主意识及对外界的判断能力，故知情同意书完全可在患者及其家属清晰知情的情况下签署，符合签署要求。

(屈 云)

三、科研合作协议

甲乙双方就研究课题签订本协议书。经协商一致，甲乙双方达成如下一致意见。

（一）合作内容与目标

脑血管疾病运动与认知康复体系管理包括 5 个内容：①共建本课题组设计的康复医疗大数据平台；②使用本课题组提供的脑血管疾病的远程智慧运动康复辅助系统；③使用本课题组提供的脑血管疾病的远程认知云康复系统；④构建脑血管疾病的康复设备临床验证体系和平台；⑤完成本课题组要求及约定的其他事项。

（二）合作分工

1. 甲方负责

（1）提供康复医疗大数据研究平台。

（2）负责组织和筛选课题研究的推广协作单位。

（3）负责解答乙方疑问，定期访视协作单位完成情况。

（4）资料保存、审查、录入和分析总结：妥善保存各个协作单位提交的资料，并对所有资料进行审查，以保证信息的完整性和真实性；负责督促各个协作单位进行数据录入、维护及统计学处理，完成阶段报告和结题报告。

（5）课题监察：组织课题质量控制小组，对各单位的研究进度及质量定期进行监察。同时，课题组将组织相关专家对各协作单位课题相关事宜进行不定期稽查。

（6）在课题实施期间，督促课题组各协作单位采用甲方提供的软件系统。

（7）监察权利：甲方有权对乙方所提供入组病例的相关资料进行追踪、溯源和监察，以保证数据的真实性及研究质量。

（8）甲方可根据各协作单位的康复条件和研究基础，协调各单位承担的工作量。

（9）甲方拥有本课题设计方案、数据库资料、软件和与之相关的文本、表格等全部知识产权（乙方已有的版权或专利不在此范畴）。

（10）甲方提供课题编号，并要求协作单位针对本课题的相关论文发表必须标注本课题资助情况，其标注方式遵从下文要求。

2. 乙方负责

（1）定期参与甲方举办的技术培训和会议。

（2）按甲方提供的研究方案进行课题研究。保证课题数据的准确性、真实性和一致性。按照课题方案内容收集数据，及时上报，并报送课题组，如有问题及时向甲方反映。

（3）保证数据的完整性和负责患者数据的保密。

（4）接受甲方对研究质量的监察和稽查。

（5）乙方设定固定的课题联系人。

（6）乙方应对在协议履行过程中知悉的以及甲方提供的技术情报、资料、数据、信息等承担保密义务，不得泄露给第三方或挪作他用。该保密义务不因合同的变更、解除或终止而免除。按照甲方要求，应及时将相关数据发送给甲方。

（7）按照要求使用甲方提供的远程康复设备，负责采集符合纳入标准的脑卒中患者，并使用远程运动云康复系统治疗患者，在课题结题之前完成研究患者不低于50例，完整研究患者不低于20例。

（8）使用远程认知云康复系统治疗患者，在课题结题之前完成研究患者不低于50例，完整研究患者不低于10例。

（9）协商后完成课题组分配的其他课题任务。

（10）对课题方案不明确或有疑问时，有权要求甲方给予解释。

（11）有权要求甲方传达有关课题进展及方案完善、修改等信息。

（三）合作期限及进度规划

甲乙双方的合作期限按照协定执行。

（四）工作条件

甲方应于课题启动会议时向乙方提供：参与课题操作手册、课题CRF表格、课题知情同意书、伦理同意书、课题任务书封面及赞助资金页（发表论文用）、远程智慧康复系统（硬件）、远程运动云康复软件、远程认知云康复软件、其他双方约定事宜；并指定×××负责与乙方接洽，以便乙方按期开展并完成合同约定义务。如甲方逾期提供，则乙方工作期限相应顺延。乙方指定×××负责与甲方接洽，协调合作事宜。

乙方单位参与课题人员依照排序分别为：××××。

（五）工作标准与验收

（1）乙方最终提供的科研成果应满足如下技术要求（标准）：

截至××××年××月底前，须将所有资料上传到甲方指定的数据库中。甲方对乙方提供的数据进行检查，不合要求的数据需及时修改。仅有完成所有治疗流程并且资料完整的病例才算作完整病例，其他纳入后未完成治疗流程的病例则为纳入病例。

（2）乙方向甲方及时提供相关患者数据。

（3）甲方应于每月、每季度进行验收。甲方经验收，如有异议，应当于验收之日起 14 日内向乙方提出异议，要求乙方解释或补充证明材料。

（4）按双方约定要求，在课题总结题验收前，乙方协助甲方完成相关完整病例的数据收集。

（5）如果乙方未能履行职责，甲方有权收回分发给乙方的硬件并关闭软件使用权限。但是甲方必于 7 日前通报乙方，并说明情况，如有异议可以要求乙方于 14 日内解释或补充证明材料。

（6）完成相关课题研究后，甲方有权收回分发给乙方的硬件并关闭软件使用权限。但是甲方必须于 7 日前通报乙方，并说明情况。

（7）完成相关课题研究后，乙方如需继续将本课题组采用的软、硬件系统用于临床科研及康复诊疗，须与相关开发单位沟通确认后续合作与采购细节。甲方负责提供相关开发单位的沟通途径。

（六）合作经费及其支付

研究中甲方负责远程智慧康复系统硬件采购费用、远程运动云康复软件使用费用、远程认知云康复软件使用费用，负担参与课题启动会议协作单位的交通食宿费用。

（七）知识产权归属和分享

（1）本项目开展前双方各自所有的知识产权归各自所有。按照本研究设计完成的科研成果知识产权归甲方所有；各协作单位自己完成的科研成果归双方所有，乙方经与甲方商议后有优先免费使用权，但不得转让或是许可第三方使用，或是以其他任何方式帮助第三方使用本项目科研成果。本课题设计之外的独立研

147

发部分由独立完成方所有。具体分配方式如下。

1) 成果报奖署名：完成人名单按照实际贡献大小排序或以商议后的结果排序。

2) 论文发表：各协作单位自身收集的数据在征得课题负责人同意的情况下，可以将独立完成部分的研究成果以论文形式单独发表；联合发表论文时，论文作者排名由课题负责人按照实际贡献大小安排。所有发表论文及会议等交流中，必须标注本项目资助情况，若有多个项目资助，本项目须置于前2位。项目编号如下：2017YFC1308504/2017YFC1308500，脑血管病运动与认知康复体系管理/基于脑机接口的脑血管病主动康复技术研究及应用，国家重点研发计划（中文格式）；或 2017YFC1308504/2017YFC1308500，Study and Application of Active Rehabilitation Technology for Cerebrovascular Disease based on Brain–Computer Interface（BCI），National Key R&D Plan（英文格式）。

3) 专利申请：课题组与乙方联合申请专利时，发明人排序将按照实际贡献大小安排。著作权第一发明人负责承担相关申请费用，如第一发明人及发明单位是课题总负责单位，则费用由甲方提供，反之亦然。

（2）对于课题组各方共同拥有的成果和知识产权，因其转让或许可而产生的经济收益分配方案，在成果转让或许可前，与课题负责人及单位协商确定。

（3）任何一方利用本项目科研成果进行后续研究开发所取得的具有实质性或创造性的新的技术成果，由研究开发方所有。

（4）履行本合作协议所产生的成果按照各方对合作研究成果的贡献度排序。

（八）保密义务违约责任

（1）对本项目科研成果以及在合作过程中所获知的为对方所有且无法自公开渠道获得的经营信息、试验记录、试验数据、试验结果、计算机程序等，双方均应严格遵守保密义务，不得以任何方式将上述保密信息用于履行本协议以外的目的或是以任何方式向课题组外的第三方透露。

（2）保密义务不因本合同无效、撤销、终止或解除而失效（或保密期限为本合同履行期间及履行期限届满或撤销、解除、终止之日起5年）。

（3）保密义务在以下情形得以豁免：①非因本协议合作双方原因，保密信息进入公开渠道；②应国家有权机关检查要求；③为履行本协议需要获知保密信息的双方工作人员以及律师、会计等第三方机构。

（九）违约责任

（1）甲方未能按照协议书提供相关软硬件及操作说明；乙方（1人）参与课题启动会交通及食宿费用，由甲方负责在启动会后14天内补齐。因外力或乙方本身原因除外（如未能提供正规报销发票、通信故障等）。

（2）乙方不能提供真实患者数据，则可由甲方终止本研究合同。乙方在履行协议过程中故意弄虚作假，虚构编造材料，违反学术规范、道德等，甲方有权解除合同、退回硬件，并由乙方赔偿甲方违约金每单位 3 万元人民币，以弥补国家科研基金损失，违约金不足以弥补甲方损失（包括但不限于直接、间接损失，律师费，诉讼费等）的，乙方应予补足。

（3）因乙方的原因导致研究工作未能按期完成，或者研究成果未能达到协议书约定考核指标的，乙方应该采取措施尽快完成研究工作或者使研究成果达到协议书要求，并承担由此而增加的费用。

（4）乙方无正当原因未履行协议书时，甲方有权终止本研究合同，由此造成的经济损失由乙方承担。

（5）乙方在课题实施中不能完成课题方案要求的数据真实纳入或软件不能使用又不及时要求维修则视为违约。甲方有权要求乙方退出本研究课题（提前 14 天告知），调换其他相关单位，并向上级部门说明情况。

（6）任何一方因不可抗力不能履行义务时，应及时通知另一方，并在合理期间内出具因不可抗力导致任务不能履行的书面证明。在出现不可抗力的情况下，双方均采取适当措施减轻损失。任何一方因未采取措施或采取措施不当导致损失扩大的，应当对扩大的损失承担责任。

（十）争议解决

（1）本协议书履行过程中若发生争议，由双方协商解决或请求主管部门进行调解。

（2）双方不愿协商、调解或者协商、调解不成的，任意一方均可将争议提交各自所在地人民法院解决。

（十一）其他

（1）本协议书自双方签字、盖章后生效。对本协议书任何条款的修改、补充或更改，双方必须签订书面协议并签字、盖章后方可生效。

（2）协议未尽事宜双方应先友好协商，协商一致后应签署书面补充协议予以确认。

（3）本协议书一式四份，甲乙双方单位各执一份，课题组组长和协作单位课题组组长各持一份，具有同等法律效力。

（4）未经对方许可，甲乙双方都不得将本协议内容透露给第三方。

（屈　云）

四、运动云康复数据管理

（一）一般资料采集

除了知情同意书由单位自行保留，其他评估和观察信息必须及时上传数据库。运动功能障碍患者评估和治疗选用远程云康复 iKcare® 系统。

（二）填写说明

（1）请用黑色笔用力填写。

（2）如果填写出现错误，请用一道线划去错误，重新填入正确数据或者采用附加说明的方式，签署更正人姓名的拼音缩写和更正日期。不要用橡皮擦、修正液等方式掩盖填入的原始数据。举例：99.6 LZH 00 11 10。

（3）研究病历的每一页都必须完成，所有项目均应填写。在"□"处填入"√"表示选择此项；如果此项"未做"，则填入"ND"；"不知道"则填入"UK"；"不能提供"或"不适用"则填入"NA"。

（4）所有表格上的日期都以"年/月/日"的形式表示，包括患者的出生日期。如果不知道具体日期，请用"UK"表示，以"年/月/UK"的形式填入日期，请尽可能填入完整的日期。

（5）研究病历中需填入数值的部位均预留了空格，如"｜_｜_｜_｜"，填写时请将个位数字填入最右侧的空格，如左侧留有空位，请填入"0"。例如：患者血压为 120/80mmHg，则填入"血压：｜1｜2｜0｜/｜0｜8｜0｜mmHg"。

（6）请务必完成每页研究病历上的所有内容，每份研究病例包括 9 部分。

（7）调查次数是指患者进入观察研究的次数。

（三）筛选标准

1. 纳入标准

（1）符合纳入疾病的相关诊断标准。Brunnstrom 分期（至少一项）<Ⅵ期。

（2）有肢体的运动功能障碍和无重度认知功能障碍者，MMSE≥17 分。

（3）生命体征稳定者。

（4）知情同意，自愿受试。认知功能障碍和未成年人由监护者知情同意。

如以上任何一个答案为"否"，此患者不能参加运动康复临床试验。

2. 排除标准

（1）生命体征不稳定者（血压、心率等超出正常）。

（2）合并严重已经诊断的心、肝、肾以及造血、代谢系统等不适宜运动康复的原发性疾病。

（3）昏迷、严重认知功能障碍、完全性失语或感觉性失语等（MMSE<17

分）无法主动配合康复训练的患者。

（4）法律规定的残疾患者（盲、聋、哑、精神障碍及由其他原因引起的肢体、智力严重残疾影响到神经功能缺损评估者）。

（5）怀疑或确有酒精、药物滥用病史，或者根据研究者的判断，具有降低入组可能性或使入组复杂化的其他病变。

（6）过敏体质（≥2种食物、药物及花粉等过敏者）及对运动抗拒者。

（7）正在参加其他临床试验可能影响最终评估结果的患者。

如以上任何一个答案为"是"，此患者不能参加运动康复临床试验。

（四）审核声明

此研究病历我已详细审阅，是真实、准确的，包括在相应日期所进行的各项评估的结果及评价，所有错误或遗漏均已改正或注明。

（屈　云）

五、认知云康复数据管理

（一）一般资料采集

除了知情同意书单位自行保留，其他评估信息必须及时上传数据库。认知功能障碍患者治疗选用远程云康复认知系统。

（二）填写说明

（1）请用黑色笔用力填写。

（2）如果填写出现错误，请用一道线划去错误，重新填入正确数据或者采用附加说明的方式，签署更正人姓名的拼音缩写和更正日期。不要用橡皮擦、修正液等方式掩盖填入的原始数据。举例：99.6 LZH 00 11 10。

（3）研究病历的每一页都须完成，所有项目均应填写。在"□"处填入"√"表示选择此项；如果此项"未做"，则填入"ND"；"不知道"则填入"UK"；"不能提供"或"不适用"则填入"NA"。

（4）所有表格上的日期都以"年/月/日"的形式表示，包括患者的出生日期。如果不知道具体日期，请用"UK"表示，以"年/月/UK"的形式填入日期，请尽可能填入完整的日期。

（5）研究病历中需填入数值的部位均预留了空格，如"│_│_│_│"，填写时请将个位数字填入最右侧的空格，如左侧留有空位，请填入"0"。例如：患者血压为120/80mmHg，则填入"血压：│1│2│0│/│0│8│0│mmHg"。

（6）请务必完成每页研究病历上的所有内容，每份研究病例包括9部分。

（7）调查次数是指患者进入观察研究的次数。

（三）筛选标准

1. 纳入标准

（1）符合纳入疾病的相关诊断标准。

（2）有轻度认知功能障碍者，17 分≤MMSE≤24 分。

（3）生命体征稳定者。

（4）知情同意，自愿受试。未成年人由监护者知情同意。

如以上任何一个答案为"否"，此患者不能参加认知康复临床试验。

2. 排除标准

（1）生命体征不稳定者（血压、心率等超出正常）。

（2）合并严重已经诊断的心、肝、肾以及造血、代谢系统等不适宜认知康复的原发性疾病。

（3）昏迷、严重认知功能障碍、完全性失语或感觉性失语等（MMSE<17 分）无法主动配合康复训练的患者。

（4）法律规定的残疾患者（盲、聋、哑、精神障碍及由其他原因引起的肢体、智力严重残疾影响到神经功能缺损评估者）。

（5）怀疑或确有酒精、药物滥用病史，或者根据研究者的判断，具有降低入组可能性或使入组复杂化的其他病变。

（6）过敏体质（≥2 种食物、药物及花粉等过敏者）及对认知康复训练抗拒者。

（7）正在参加其他临床试验可能影响最终评估结果的患者。

如以上任何一个答案为"是"，此患者不能参加认知康复临床试验。

（四）审核声明

此研究病历我已详细审阅，是真实、准确的，包括在相应日期所进行的各项评估的结果及评价，所有错误或遗漏均已改正或注明。

（屈　云）

六、告知页

云康复受试者知情同意书·告知页

尊敬的先生/女士：

我们将邀请您参加脑血管病运动与认知康复体系管理研究。本项研究经过四川大学华西医院伦理委员会审议，此项研究方案遵从《赫尔辛基宣言》等保护受试者权益的国际原则和中国国家相关法规、规则，符合医疗道德。

在您决定是否参加这项研究之前，请尽可能仔细阅读以下内容。它可以帮助您了解该项研究以及为何要进行这项研究，研究的程序和期限，参加研究后可能给您带来的益处、风险和不适。如果您愿意，您也可以和您的亲属、朋友一起讨论，或者请您的医生或护理人员给予解释，帮助您做出决定。

1. 研究背景

脑血管疾病是一种常见病、多发病，具有高发病率、高死亡率、高致残率和高复发率，是我国目前第一位死因。脑血管疾病患者常遗留不同程度的运动功能障碍，且伴发认知功能障碍的概率较高，严重影响患者的生活质量和社会参与程度。目前，各种旨在提高患者运动及认知功能的康复新技术正在不断开发探索当中。同时，我国脑血管疾病患者分布广泛，然而目前康复医疗资源匮乏，从事康复专业的人员数量不足，技术水平差异较大。在本次研究中，基于课题组既往近8年的大数据总结、成熟技术检索，结合华西专家和（或）全国专家的临床经验，通过互联网技术对您的治疗人员推送您的最优康复治疗方案，您的治疗人员根据您的实际临床病情，决定是否采用。对您的病情我们要定期评估，以比较您治疗前后的疗效差异。

2. 研究目的

本研究旨在推广四川大学华西医院康复医学中心长期实施的脑血管病运动与认知标准化康复评估和个体化精准治疗方案，探索建立一个基于大数据平台的治疗管理流程化、治疗技术规范化、治疗疗效同质化、治疗方案精准化，易操作和易推广的全国脑血管疾病康复诊治标准模式，以满足较大人群范围的脑血管疾病患者评估、临床治疗和临床管理需要。同时，完善跟踪随访、预后评估等相关因素分析的康复系统，为中国人脑血管疾病的规范化治疗和精细化康复治疗奠定基础。

3. 研究者基本信息及研究机构资质

本研究中为您治疗的专业人员有相应的资质，为您选择的优选治疗方案来自四川大学华西医院近8年的既往临床数据总结。所有修改和调整治疗方案的专家来自部分长期工作在临床一线的全国康复资深专业人员。智慧化康复方案系统的设计和管理来自四川大学华西医院康复医学中心屈云教授研究组的人员。

4. 研究内容、流程、方法及步骤

因为本研究主要是训练全国治疗人员熟悉标准化康复流程的推广研究，故通过对您的功能评估，治疗人员将评估数据上传到我方建立的大数据平台。我方建立的智慧化辅助系统会根据您的评估结果为您制订优化的治疗方案，并通过桌面电脑、平板电脑或手机将推荐的个体化优选方案发送给您的治疗人员，由治疗人员基于实践经验决定是否采用远程智慧中心制订的优选康复方案。您入组评估后，部分、全部或没有采用提供的标准化方案及后续疗效均要求记录，以便分析。所有您的姓名、电话和地址等个人敏感性隐私数据不会录入数据库。您的帮助会完善脑血管疾病数据库和促进优选方案的适时升级。

5. 研究持续的时间

本研究总期限约 3 年，截止到 2020 年 12 月。对您的观察依据您参与的康复治疗流程开始持续约 2 周，并会随访 2 周。

6. 受试者风险与受益

本研究不影响您的康复进程，由专人常规对您的康复治疗疗效进行观察、评估和数据总结。评估方法及工具在临床上已经长期运用，安全合理。对您的医疗行为无明显影响。评估及相关康复的方法是无侵入性、无创的，有医护人员随时对您进行监护及接受咨询。

参与本研究，可以更加准确地评估您的治疗疗效，有利于您对自己疾病的认识和后续康复治疗的调整。通过实施远程智慧化康复技术方案，可能改善或部分改善您的运动和（或）认知功能，从而提高您的生活质量。

除您进行的康复治疗中当地医院按照标准要求的评估和治疗费用外，您无需承担额外的任何诊疗费用。本项目为自愿参与项目，参与本项目无研究补偿。若在项目进行过程中出现医疗损伤等情况，参考相关法律文件进行依法赔偿。

7. 可供选择的其他治疗方法

若不参加该项目，您可继续选择脑血管疾病传统康复诊疗及照护方案。

8. 风险防范与救治预案

您参加本研究不会增加您的疾病风险，如果您在研究过程中有任何不适，我们会及时联系您的主管医师进行常规处理。

9. 研究数据保密措施

在研究中我们会根据您进入研究的时间对您进行顺序编码，您的医疗记录（包括研究病历及检查报告等）将按规定保存在您治疗的医院。除研究者、伦理委员会、监察、稽查等相关人员将被允许查阅您的医疗记录，其他与研究无关的人员在未得到允许的情况下，无权查阅您的医疗记录。本研究不会上传您的姓名、电话和地址等敏感隐私信息，不会披露您的个人身份，此部分信息只会留在您的治疗医院，作为溯源资料。您也可以声明拒绝除本研究外的其他研究使用您的医疗记录，并将不会因此而受到歧视和报复。我们将在允许的范围内，尽一切努力保护您个人医疗资料的隐私。

10. 自愿原则

是否参加本项研究完全由您自愿决定。您可以拒绝参加此项研究，或在研究过程中的任何时间无理由退出研究，这都不会影响您和医生的关系，不会影响对您的医疗或有其他方面利益的损失，您的权益会得到充分的保障。但是，当退出研究时，您应该告诉研究者，并说明退出的原因。

此外，由于以下原因，可能会终止您参与本研究：

（1）您未遵从研究医生的医嘱。

（2）您发生了可能需要其他治疗的严重情况。

（3）研究医生认为，终止研究对您的健康和福利最有利。

11. 受试者应该了解的其他事项

（1）如果参加研究您需要做什么。

请按照研究流程，本着自愿原则在研究开始前完成知情同意书并签字，在研究进行过程中配合医护人员完成临床科研及照护工作，并配合研究团队人员完成数据采集、参数调试、运动认知能力评估及相关数据随访、反馈工作。

（2）受试者的权利。

您可以在任何时间提出有关本项研究的任何问题。如果在研究过程中有任何重要的新信息，可能影响您继续参加研究的意愿，您的医生将会及时通知您。如有新版本知情同意书将通知您再次签署。

（3）伦理委员会。

本研究已向四川大学华西医院人体研究伦理委员会报告，经委员会的全面审查和对受试者的风险评估，获得了批准。在研究过程中，有关伦理和权益事宜可联系四川大学华西医院人体研究伦理委员会。

（屈　云）

七、云康复治疗运动处方的内容

（一）运动处方

（1）运动体位：卧位、坐位、跪位、膝手位、立位、移动位等。

（2）重心位：高（正常站立重心之上）、中（正常坐位到站立位重心之间）、低（正常坐位重心以下）。

（3）运动部位：关节运动、肢体运动、躯干运动，上半身运动、下半身运动、全身运动。

（4）运动关节：单（小/大）关节单方向、单（小/大）关节多方向，多关节单方向、多关节多方向。

（5）运动形式：呼吸运动、心肺运动、腰背肌运动、腹肌运动、核心肌群运动。

（6）运动种类：健身运动、治疗运动、放松运动等。

（7）运动选择：步行、慢跑、走跑交替、上下楼梯、游泳、自行车、功率自行车、步行车、跑台、跳绳、划船、滑水、滑雪、球类运动等。

(8) 运动功能：关节功能、平衡功能、协调功能、运动控制。

(9) 运动形式：助力运动、减重运动、抗阻运动等。

(10) 抗阻运动：等张运动、等长运动、等速运动和短促最大强化运动等。

(11) 运动强度：运动强度＝运动量/运动时间；靶心率＝55％～75％HR_{max}；代谢当量 1MET＝3.5mL/（kg·min）。

(12) 运动时间：有氧运动一般 15～60 分钟，间歇多，间歇时间长。由低到高运动密度，应视体力而定。力量运动一般 5～15 秒/次，可多次进行，间歇短，达最大强度，可持续 2～15 分钟，伸展运动后才做。伸展运动一般 2～10 分钟，持续进行，无间歇，由一套针对肌群的组合运动组成。

(13) 运动频率：有氧运动一般每周 3～7 次，最低每周 2 次，最高每天一次，频率更高时效率增加并不多，反而易受伤。力量运动一般每天 1 或 2 次，每周不低于 4 次才能达到运动目的。伸展运动一般每天或隔天 1 次，每周不低于 2 次才能达到运动目的。

（二）注意事项

运动前综合评估，注意患者运动前、中、后的呼吸、心率和血压变化。运动量因人而异，循序渐进，量力而行。注意运动禁忌证、有效性和安全性。关注身体状态，如运动中出现无力、头晕、气短，运动中或运动后关节、肌肉疼痛或背痛等，应立即停止运动，及时处置相关并发症。避免运动性损伤，及时处置运动性损伤。最好进行组合运动，考虑障碍物、环境干扰、运动保护，避免代偿性运动等因素。有停止运动指征和目标指标。运动时保持正确的身体姿势，必要时给予保护和帮助。运动中注意正确的呼吸方式和运动节奏。

患者的体重指数也是康复运动的参考因素之一。BMI＝体重（千克）/身高的平方（米）。过轻，BMI≤18.4；正常，BMI 18.5～23.9；过重，BMI 24.0～27.9；肥胖，BMI≥28.0。针对过轻或肥胖的患者采用的运动处方起始强度只能达到正常强度的 85％。

（屈　云）

八、运动处方优选推荐示例

（一）评估内容

(1) 病史及诊断：××××。

(2) 姓名编号：×××2058。

(3) 性别：女。

(4) 年龄：68 岁。

(5) 职业：退休。

（6）体重指数：26.4，体脂率较高。

（7）体征：脉搏78次/分钟，呼吸19次/分钟，血压118/78mmHg。

（8）一般查体：肢体感觉无异常，言语功能好；左侧上、下肢运动功能障碍；既往健康状况为良；体重过重。

（9）初次评估：MMSE评分30、MoCA评分30及Brunnstrom分期Ⅰ、Ⅰ、Ⅱ期，BI 35。

（10）运动目的：增强左侧上、下肢运动功能。

（二）处方内容

（1）运动体位：卧位。

（2）运动部位：上肢肩关节屈曲运动、下肢髋关节外展运动。

（3）运动种类：肌肉力量运动、上肢肩关节被动屈曲运动、下肢髋关节助力外展运动。

（4）运动强度：由小逐渐加大到中等运动量，心率在靶心率范围，即$(220-68) \times (55\% \sim 75\%) = 84 \sim 114$（次/分钟）。

（5）运动时间：每次5～10分钟。

（6）运动频率：每天1或2次，5～10次/周。

（7）注意事项：注意患者运动前、中、后的呼吸、心率和血压变化。如运动中出现无力、头晕、气短，运动中或运动后关节、肌肉疼痛或背痛等，应立即停止运动，及时处置相关并发症。运动中注意正确的呼吸方式和运动节奏。

注：以上运动处方中的运动体位、运动部位、运动种类、运动强度、运动时间可以通过3D动画的形式发送给治疗人员参考。运动频率、注意事项可以通过传输语音提示。

（屈　云）

主要参考资料

[1] 王婷婷，屈云. 中国脑卒中云康复现状 [J]. 华西医学，2020 (6)：652−657.

[2] Jamwal P K，Hussain S，Mir-Nasiri N，et al. Tele-rehabilitation using in-house wearable ankle rehabilitation robot [J]. Assist Technol，2016，22：1−10.

[3] Jiang F，Jiang Y，Zhi H，et al. Artificial intelligence in healthcare：past，present and future [J]. Stroke Vasc Neurol，2017，2 (4)：230−243.

[4] Langhorne P，Bernhardt J，Kwakkel G. Stroke rehabilitation [J]. Lancet，2011，377 (9778)：1693−1702.

[5] 王陇德，刘建民，杨弋，等. 我国脑卒中防治仍面临巨大挑战——《中国脑卒中防治报告 2018》概要 [J]. 中国循环杂志，2019，34 (2)：105−119.

[6] 都天慧，袁梦玮，屈云. 基于安全性和用户体验的远程康复系统设计 [J]. 中国医疗器械杂志，2017，41 (2)：110−113.

[7] 孟琳，都天慧，范晶晶，等. 基于微型传感器的可穿戴远程康复设备的设计 [J]. 中国医疗器械杂志，2017，41 (3)：189−192.

[8] Kaya T，Liu G，Ho J，et al. Wearable sweat sensors：background and current trends [J]. Electroanalysis，2019，31：411−421.

[9] Soh P J，Vandenbosch G A，Mercuri M，et al. Wearable wireless health monitoring：Current developments，challenges，and future trends [J]. IEEE Microwave Magazine，2015，16：55−70.

[10] Dong L，Wu J，Bao X. A hybrid hmm/kalman filter for tracking hip angle in gait cycle [J]. IEICE Transactions on Information and Systems，2006，89 (7)：2319−2323.

[11] 刘洪红，都天慧，王婷婷，等. 远程康复设备梯度式运动功能自动评定系统在脑卒中患者中的应用 [J]. 中国医疗器械杂志，2018，42 (2)：88−91.

[12] Huang C Y，Lin G H，Huang Y J，et al. Improving the utility of the brunnstrom recovery stages in patients with stroke：Validation and quantification [J]. Medicine (Baltimore)，2016，95 (31)：e4508.

[13] Laver K E，Schoene D，Crotty M，et al. Telerehabilitation services for stroke [J]. Cochrane Database of Systematic Reviews，2013，12：CD010255.

[14] 马琳. 脑卒中后认知障碍诊治现状 [J]. 中华老年心脑血管病杂志，2020，22 (4)：337−339.

[15] Mansbach W E，Mace R A. The efficacy of a computer-assisted cognitive rehabilitation program for patients with mild cognitive deficits：a pilot study [J]. Experimental Aging

Research，2017，43：94−104.

［16］都天慧，屈云. 远程康复在脑卒中后患者康复中的应用及发展［J］. 中华物理医学与康复杂志，2016，38（12）：955−957.

［17］马睿，屈云，王婷婷，等. 远程康复技术在记忆障碍中的应用研究进展［J］. 中国康复，2019，34（8）：437−440.

［18］DeLuca R，Leonardi S，Spadaro L，et al. Improving cognitive function in patients with stroke：can computerized training be the future？ ［J］. JOURNAL OF STROKE & Cerebrovascular Diseases，2018，27（4）：1055−1060.

［19］Pépin J L，Tamisier R，Hwang D，et al. Does remote monitoring change OSA management and CPAP adherence？ ［J］. Respirology（Carlton，Vic），2017，22（8）：1508−1517.

［20］刘思佳，屈云. 远程睡眠监测移动设备的设计［J］. 中国医疗器械杂志，2018，42（3）：166−169.

［21］Takizawa C，Gemmell E，Kenworthy J，et al. A systematic review of the prevalence of oropharyngeal dysphagia in stroke，Parkinson's disease，Alzheimer's disease，head injury，and pneumonia［J］. Dysphagia，2016，31（3）：434−441.

［22］中国吞咽障碍康复评估与治疗专家共识组. 中国吞咽障碍评估与治疗专家共识（2017年版）第一部分：评估篇［J］. 中华物理医学与康复杂志，2017，39（12）：881−892.

［23］Lin W Y，Chen C H，Tseng Y J，et al. Predicting post-stroke activities of daily living through a machine learning-based approach on initiating rehabilitation［J］. International Journal of Medical Informatics，2018，111：159−164.

［24］Dodakian L，Mckenzie A L，Le V，et al. A home-based telerehabilitation program for patients with stroke［J］. Neurorehabil Neural Repair，2017，31（10−11）：923−933.

［25］Corbetta D，Imeri F，Gatti R. Rehabilitation that incorporates virtual reality is more effective than standard rehabilitation for improving walking speed，balance and mobility after stroke：a systematic review［J］. Journal of Physiotherapy，2015，61（3）：117−124.

［26］Shyamal P，Hyung P，Paolo B，et al. A review of wearable sensors and systems with application in rehabilitation［J］. Journal of Neuro Engineering and Rehabilitation，2012，9（1）：21.

［27］Lee S，Lee Y S，Kim J. Automated evaluation of upper-limb motor function impairment usingFugl-Meyer assessment［J］. IEEE Transactions on Neural Systems and Rehabilitation Engineering，2018，26（1）：125−134.

［28］Zhao W，Reinthal M A，Espy D D，et al. Rule-based human motion tracking for rehabilitation exercises：Realtime assessment，feedback，and guidance［J］. IEEE Access，2017，5：21382−21394.